現代医学

郭 隆璨
Kwak Ryungchan

JN033416

文芸社

まえがき

　医学の進歩は間違いなく人類の不幸を軽減してきた。特に近代医学の発展した18世紀以降は。これは近代医学の大きな光の部分である。しかし、何事にも光と影があるように、近代医学の進歩につれて影の部分もまた色濃くなったのである。第二次世界大戦下の日本軍の731部隊の所業や、ナチス・ドイツによるアウシュビッツでのユダヤ人のガス大量殺人、ベトナム戦争中のアメリカ軍の枯葉剤散布によるがんや奇形児の大量発生など、数え上げれば影の部分もまた枚挙にいとまがない。これらのいわば、戦争犯罪に利用された医学的知識は悪魔の知識というほかはないが、知識や技術は常に利点と欠点のそういう二面性を持っている。病気の克服や健康など幸せの増進に役立つことについては何の問題もないが、悪用される場合は科学者や医学者の責任になるのか、そうした利用をする政治家や軍人や、それを支持する大衆の責任なのか、よくよく議論をする必要があるだろう。この書物で問題にするのは、そうした両刃の剣ともいうべき医学の進歩による知識や技術の利用が、悪意でもなく、ましてや犯罪でもないのに個々の人を不幸にする例である。

目 次

第1章　未破裂脳動脈瘤

選択に苦悩する中間管理職の男

　ある時、知人を介して、ある大企業の課長職にあたる人から手紙が届いた。1990年代の半ばのことである。

　その51歳の男性は会社の健康診断に際して、一般項目のほかに希望者はそれも受けられるという脳ドックも受けたのである。一般項目では血圧がやや高めで高脂血症もあるので、アルコールと美食を控えるようにと数年来指導されていたが、その年もほぼその通りの結果であった。問題は脳ドックで起きた。

　その頃には脳ドックの主な検査の中に頭部CTスキャンとMRA（核磁気共鳴血管撮影）があった。MRAは流行のようにドックで行われ始めていた時代であった。頭部CTには特に異常はないが、MRAで未破裂脳動脈瘤が発見されたのである。部位は前交通動脈、大きさは直径3ミリである。この未破裂脳動脈瘤については、「脳外科の専門医に意見を聞いて、今後の対処法を決めてください」と脳ドックの担当医に言われたというのである。

　もちろん、このサラリーマンは未破裂脳動脈瘤や破裂脳動脈瘤の詳細は知らない。そこで、その勤務先の企業の従業員の健康管理を行っている東京のある大病院の脳神経外科を受

診した。脳ドックで撮影した脳血管撮影の写真を見て、その病院の脳外科医は事もなげに言った。「これは間違いなく前交通動脈瘤です。直径3ミリはありますね。もう少し大きくなったら破裂して、くも膜下出血を起こす可能性が大きいでしょう。どうします？　手術しますか。もう少し待ちますか？」

　サラリーマンはびっくりして、「もう少し詳しくお話ししていただけますか」と言うと、その医師は「この脳動脈瘤がいつ破裂するかは私にも分かりません。しかし、いずれ破裂する可能性があるのも間違いないでしょう。しかし、その可能性の確率と、いつかということは医師でも分からないのです」と。そして、「いったん破裂すると死亡率が高いので、時期をみて早めに手術をした方がよいでしょう」と付け加えた。

　病院から帰ってそのサラリーマンは、家庭医学書を読んだが釈然とせず、本屋や図書館に行って脳動脈瘤のことを調べた。しかし、素人のサラリーマンにとって、医学用語は難解でなかなか核心にたどりつけない。そして、たまたま私の著書『視て学ぶ脳神経外科学』に出会って、脳動脈瘤のことが大ざっぱに理解できたという。

　そこで、数人の脳外科医に意見を聞いた時、ある医師が私のことを直接知っているから、質問事項を書いてくれれば問い合わせをして差し上げましょうということになった。それで私に手紙が来たのである。

　この質問の要点は、未破裂脳動脈瘤の破裂の確率と破裂時期を予測できるかということと、未破裂脳動脈瘤の手術の危険性がどの程度あるかということである。一般にいわれているのは、未破裂脳動脈瘤の破裂は大きさや部位や高血圧の有無などによって多少異なるが、大ざっぱにいうと年に1パーセントの確率で破裂するといわれている。直径3〜4ミリまでは比較的破裂しがたいが、破裂例も少なくない。従って、直径4ミリまで待っている間に破裂しないから安全でいられるとはいえない。次第に大きくなるのが通例であるが、大きくなる速度は個人差があって一様ではない。

　また、待機中に破裂すれば、破裂の程度は予測できないが、統計的には日本では約20パーセントの患者は短時日で死亡するか、脳神経外科医のいる専門病院に搬送されないまま死亡している。専門病院に搬送された患者の約20パーセントは、直接手術できないか手術適応外の状態である。残りの約60パーセントの人が直接手術を受けるが、当時（1990年代半ば）の日本の全国的手術死亡率は10パーセント前後である。比較的よい成績を上げていた病院（医師）で5パーセント前後である。従って、いったん破裂した場合に手術をしないで保存的治療を受けた場合の再破裂率は、破裂から6カ月以内では50パーセント、その後は年3パーセントの破裂率である。従って、保存的治療の死亡率は6カ月以内では約70パーセントである。一方、未破裂脳動脈瘤の破裂率は年に約1パーセントである。この未破裂脳動脈瘤は偶然発見された

ものも、多発脳動脈瘤のうちの未破裂脳動脈瘤でも同率である。

そこで、このサラリーマンの選択にあたっての基本的資料は、①このまま様子をみている場合には、年1パーセントの破裂の可能性を覚悟しなければならない。そして、いったん破裂すれば45〜50パーセントの死亡率である。②ただちに手術を行う。この場合の手術死亡率は5〜10パーセントである。この①を選ぶ方が危険性は少ない。しかし、現在、何の症状もなく、偶然発見された小さな動脈瘤の処置のために、手術を選び5〜10パーセントの死亡率の中に入れば、このサラリーマンにとっては人生の終わりなのである。このサラリーマンならずとも悩まずにはいられないだろう。

脳ドックはCTスキャンやMRAの開発後に一般化したのだが、この医学の進歩が、それまで健康で一家の大黒柱として働き、社会的にも貢献してきた1人の人間を夜も眠れない苦悩に追い込んだのである。

手紙の返事を送って間もなく、このサラリーマンは東京のある大病院で手術をする選択をした。そして手術後、なんと、死亡したのである。ご家族から手紙をもらって、私はしばし、深い感慨にふけった。

私はこのサラリーマンに手術を選択するなら、東京でなら手術死亡率、5パーセント前後の病院（医師）はどこどこと3カ所を教えていた。その一つの病院で手術を受けていたのである。私は推薦する病院をもう少し絞ればよかったのであ

ろうか。私が手術しても同じ結果になった可能性はあるのである。

　脳ドックを受けずに未破裂脳動脈瘤の存在を知らずに、脳動脈瘤が突然破裂して突然死に近い状態で死亡するのか、偶然発見されるような医学の進歩によって運悪く可能性の少ない死に至るか、これからもこのような例は増え続けるであろう。

（2009年8月25日　午後　めっきり秋めく北方高気圧に覆われた富山　婦中町で）

第2章　ハンチントン舞踏病

避けられない前途に怯えて自殺した娘

　ある時、絶えず両上肢を動かし、躯幹をくねらせる患者が入所してきた。ある老健でのことである。一目見るなり、私はその病気が舞踏病であると診断したが、紹介状にはハンチントン舞踏病と書かれてあった。ハンチントン舞踏病は軽々につけられる病名ではない。

　その診断根拠は何かと長文の紹介状を読み進んで、間違いなくハンチントン舞踏病であることを理解した。紹介元の病院では臨床症状だけでなく、その患者のDNA検査を行っていたからである。同室の患者や食堂で居合わせた患者は、高度の認知症の患者を除いて、皆目を見張り、衝撃を受けた表情を示した。中には私に向かって「先生、どこからあんな面白い人を連れてきたのか」と聞いてくる人もいた。

　この患者は45歳頃に発症したが、それまでは電気技術者として真面目に働いていた。これが手足に奇妙な動きが出るようになって、仕事を続けられなくなったのである。入所してしばらくは、この患者もほかの患者も落ち着きがなかったが、2カ月、3カ月と過ぎて慣れてきた頃には、ほかの患者は何も言うことはなくなった。一見、落ち着きのないふざけているような体の不随意運動は1分とやむことはなかった。

しかし、自力で歩行し、トイレにも自力で行くことができた。しばしばこぼすことはあったが、食事も自力で可能であった。時には興奮することも大声を出すこともあったが、ほかの患者への暴力行為などはなく、比較的安定した状態であった。

　この患者を毎日診ていて、私はしばしば、あるアメリカの娘さんのことを考えた。その娘さんを私は診たことはない。友人の医師に聞いた話である。しかし、その話を聞いて数年して、新聞に同様の患者が自殺したと報じていたので、友人の話は間違いないと思ったのである。

　その娘さんは中以上の知的能力を持っていた。

　子供の頃に父親が奇妙な不随意運動をするようになって以後、温厚だった性格が、人が変わったように荒々しく、興奮するようになった。それどころか、知的能力も見る見る衰えて、知的荒廃を示して数年で死亡したのであった。母に尋ねると父の家系に同じような症状を呈する人がいて、叔父も同じ病気で亡くなったという。その娘さんは図書館に通って、その病気のことを調べた。病名はハンチントン舞踏病であった。

　その病気の原因、症状、経過、治療などを調べて、ほぼ全貌が分かった時、その娘さんは万が一の可能性を考えて、ひそかにDNA検査を受けたのである。

　その結果はやはり、間違いなくハンチントン舞踏病であった。20歳代前半の娘さんは、あと10年から15年で間違いなく父親と同様の症状を呈して死んでいくことを悟って絶望した。そして、服毒自殺したのである。

私はこの話を聞いて暗澹とした気持ちになった。医学がこの病気の解明に努力した100年余りの時間は原因まではつきとめたが、根本的な治療の方法は確立できなかったのである。あまりこの病気のことに関心を持たずに生きていれば、あと20年ほどは普通の人と同じように幸せに、あるいはいろいろと感じながら人生を送ることができたであろうに。

　ハンチントン舞踏病は常染色体優性遺伝の病気である。つまり、父親か母親がこの病気であれば、その子供は息子であれ、娘であれ、全てこの病気になるのである。たまたま、両親のどちらもこの病気でなかったという例の報告があるが、それはその真の両親のどちらかがハンチントン舞踏病の遺伝子を持っていたか、発症前に死亡したか、発症前の状態であるかのいずれかなのである。この病気の3大症状は舞踏病様運動と性格変化と知的障害である。

　この病気を最初に克明に観察して記述した人が、アメリカの開業医ハンチントン（GS・Huntington）で1872年のことである。以後、この疾患はハンチントン病（ハンチントン舞踏病）といわれるようになった。

　この病気は遺伝病であるが、欧米の白人では人口100万人当たり50〜80人と比較的多い。しかし、アフリカの黒人やアジア人では人口100万人当たり1〜3人と少ないのである。

　この疾患は慢性進行性の変性疾患で自然治癒はない。通常は35〜50歳で発症するが、例外もある。大脳のどこに異常があるかというと、大脳基底核の腺条体、特に尾状核の神経

細胞が脱落する病気のため、頭部CTやMRIでは尾状核の萎縮が見られるのである。PETでは尾状核が萎縮する前から機能低下がみられるのである。問題の遺伝子はどこにあるのか。第4染色体の短腕先端に異常遺伝子がある。この遺伝子の発見は1983年のことであった。

　私自身はこの疾患を持つ人から相談を受けたことはないが、しばしば主治医を悩ます相談があると聞いている。それは次の3つである。

　①この遺伝子を持っていることが分かった時、結婚してもよいか。②結婚している場合、子供を作ってよいか。③DNA検査をして診断を確定した方がよいか、という問題である。そのどれもが重く、軽々に答えることができない。あなたなら、それをどう考えてアドバイスするだろう。

　医学の進歩が人間を不幸にする病気の一つは、間違いなくハンチントン舞踏病である。将来、この異常遺伝子を操作して治療するようになる可能性はないわけではないだろう。しかし、その遺伝子操作に伴うリスクやデメリットもまた、避けて通ることができないだろう。遺伝子操作という神の領域に、人は手を出してよいのであろうか。

（2009年9月18日　夕暮れ　穏やかな薄日の差す日）

第3章　胃がんの家系

胃切除を決断した男

　ある日の午後1時頃、その営業マンは汗を拭き拭き外来に
やってきた。私立の大学病院の脳神経外科の外来患者は全て
診察し終わって、デスクの上には患者のカルテは1枚も残っ
ていなかった。見覚えのあるその男性は「先生、お疲れのと
ころ大変申し訳ありません。母の病状はその後も安定してお
りまして、毎日、以前のように生活をしております。その節
は大変ありがとうございました。実は今日お伺いしましたの
は、先生のご意見をお伺いいたしたくて参りました」と言っ
た。今回は自分の病気の相談に来たのである。

　その男性は大手自動車会社の系列の自動車販売会社の営業
マンであった。その母親が脳梗塞発作を起こして、その1年
ほど前に入院したが、発症早期に入院して治療が早かったせ
いもあって、左半身の筋力低下の程度で退院したのであった。
その時の対応を思い出して、私にぜひ医師としての意見を聞
きたいというのである。

　その男性は胃がんになることを極端に恐れていたのである。
恐れる理由は、その男性の家系には胃がんが多発しているこ
とであった。父方の祖父が42歳で、胃がんで死亡したので
ある。またその後、父親も同じ42歳で胃がんを発症して死

亡した。祖母や母親など女性の胃がん死亡例はなかった。その男性は30歳代半ばになって祖父、父親と続く胃がんに自分も襲われるのではないかと恐れていたのである。そのため会社の定期健康診断を毎年受けており、オプションで胃カメラ検査も受けていた。38歳の時に胃に小さなポリープが1個あると指摘され、バイオプシーを受けた。結果は良性であった。翌年の39歳の時には、ポリープが3個発見され、これも良性と診断されていた。しかし、ポリープの数が増えているのに恐怖は募った。祖父も父親も胃がんが発見された時には、進行がんの状態で手遅れであった。診断された時には手術のしようもなかったという。発見されて数カ月で祖父も父も死亡したのであった。そのため、この営業マンは1年に1回の検査では不十分なのではないかと思って、半年に1回検査を受けるようになった。40歳になって受けた先日の検査では、ポリープが7個と増えていた。病理検査では良性であったが、不安は一層募った。

　そこで、私の意見を聞きたいと言ってきたのである。胃がんの家系であるその男性は、消化器専門の医師に尋ねたら「今は心配ないです」と言われても安心できないというのである。「専門は違うと思いますが、先生のご意見をお聞かせください」と言うのである。胃がんがいつ発生して、いつ手遅れになるのか、時間経過と検査のタイミングが合わないとどうなるのか、というのである。

　私は一般論でしかお答えできませんが、と断って、胃がん

に限らずがんによる死亡は、40歳以上の人なら日常的に生じている可能性があること、しかし、そのがん細胞が増殖して、いわゆる臨床的ながんになるとは限らず、かなりのがん化した細胞は消滅していっていることを話した。しかし、そのうちのわずかながん細胞は増殖して大きくなっていくことがある。個人差や発生部位やがんの種類によって異なるが、がんの成長の速い場合は半年でも手遅れになる可能性はゼロではないことを話した。男性はそのほか胃がんにまつわる質問をいくつかして、しきりに感謝して帰っていった。

　その約半年後、その男性はやや痩せていたが、晴れ晴れとした顔で私の前に再び姿を現した。「先生、この前は貴重なご意見を聞かせていただいてありがとうございました。先生のおっしゃる通り、お話を伺って3カ月後、胃の検査を受けたらポリープがまた出来ておりました。その1個に悪性化の恐れがあるというので、思い切って胃の摘出術をお願いして受けてきました。もう胃がないのですから安心です。今は食事もおいしく食べられます。1回に食べられる量は少ないのですが」と言って、これまでにない明るさで笑った。

　その後、その男性は43歳の誕生日を迎えた時、菓子折りを持って訪ねてきた。「先生、43歳になりました。おかげさまで43歳の誕生日を迎えることができました」

　この男性は自分も42歳に胃がんになって死亡すると思い込んでいた。そのため、30歳半ば以降は恐怖と苦悩の中に生きてきたと告白したのであった。この男性は手術後10年

目に手紙をよこして元気でいると知らせてきた。その時、私は大学を辞して民間の病院に勤務していた。

　この男性の場合は、医学の進歩がこの男性を救ったといってよいのであろうか。今もって私は結論を出せない。私のアドバイスが適切であったかどうかもよく分からない。しかし、同じような状況で意見を求められたら、同じように答えていたことであろう。

（2009年9月25日　日本海にある秋の高気圧に覆われてさわやかな秋晴れの午後）

追補　家族性腫瘍（がん・遺伝性腫瘍）

「胃がんの家系」を書いてから3年8カ月を経た2013年5月、アメリカの人気女優アンジェリーナ・ジョリーさんが両乳房を乳がん予防のため切除したと公表された。遺伝的に乳がんになる可能性が高いと判断されたためである。調べてみると、この数年の間に家族性腫瘍に関する知識と資料は膨大なものとなっていた。主要な家族性腫瘍（がん）の病名、原因遺伝子、腫瘍発生部位を図表1に示す。

1．リンチ症候群（遺伝性非ポリポーシス大腸がん）
　リンチとはこの疾患の発見者Lynch博士の名にちなむ。原因はMLH1、MSH1、MSH2、MSH6の遺伝子の変異による。大腸がんが主要なものだが、子宮体、小腸、尿管、腎盂、胃、

図表1 家族性腫瘍（がん）

病名	原因遺伝子	腫瘍発生部位
1. リンチ症候群 （遺伝性非ポリポーシス大腸がん）	MLH1 MSH1 MSH2 MSH6　の遺伝子変異	大腸が主要 その他子宮、小腸、尿管、腎盂、胆管、胃、卵巣、脳
2. 家族性大腸ポリポーシス（FAP・家族性大腸腺腫症）	APCの変異	大腸が主要 胃、十二指腸、デスモイド腫瘍、甲状腺乳頭部、骨や歯の異常、網膜色素変性
3. 遺伝性乳がん・卵巣がん	BRCA1 BRCA2　の変異	乳房、卵巣、卵管。男性では乳房、前立腺
4. リー・フラウメニ症候群	TP53（p53）遺伝子の変異	肉腫、副腎皮質、脳、白血病、乳房、胃、大腸、肺など
5. 網膜芽細胞腫	RB1遺伝子の変異	網膜 二次がんとして骨、筋肉の肉腫
6. 多発性内分泌腫瘍症（MEN）1型	MEN1の変異	膵臓、下垂体、副甲状腺過形成
7. 多発性内分泌腫瘍症（MEN）2型	発がん遺伝子の活発化による	甲状腺髄様がん、副甲状腺過形成、副腎髄質の褐色細胞腫など

胆管、卵巣、脳などにもがんが発生する。

《リンチ症候群が疑われる条件》

（1）家系内に少なくとも3名の上記のがん患者がいる。

（2）そのうち1名は、ほかの2名に対して第一度近親者（親、子、兄弟）である。

（3）少なくとも2世代にわたって発症している。

（4）少なくとも1名は50歳未満で診断されている。

　この条件は現代日本の少子化、核家族化の社会では必ずしもあてはまらない場合があることを留意する必要がある。リンチ症候群のスクリーニング検査としてマイクロサテライト不安定（MSI）検査が公費医療保険で行える。

《MSI検査の適応基準として提案されている基準》

（1）50歳未満の大腸がん患者。

（2）年齢に関係なく、同時または別の時期に大腸に複数のがんやリンチ症候群関連がある大腸がん患者。

（3）60歳以前に診断され、特有の組織所見を示す大腸がん患者。ここでいう特有の組織所見とは、腫瘍浸潤リンパ球の存在、クローン様リンパ球反応、粘液性または印環がん分化髄様増殖像の所見である。

（4）親、兄弟に50歳未満でリンチ症候群関連がんになった人がいる大腸がん患者。

（5）親、兄弟、祖父母、おじ、おば、おい、めいにリンチ症候群関連がんの患者が2名以上いる大腸がん患者。

2．家族性大腸ポリポーシス（FAP・家族性大腸腺腫症）

　原因はAPC（がん抑制遺伝子の一種）の変異である。通常、若年で大腸にポリープ（腺腫）が100個以上見つかると本症と診断される。このポリープは放置するとがん化するので、本症と診断された場合は予防的に大腸を全摘する。大腸以外には、胃、十二指腸、デスモイド腫瘍、甲状腺乳頭がん、骨

や歯の異常、網膜の色素変性などがみられる。デスモイド腫瘍は線維性の軟部腫瘍で転移はしないが全身どこにでもできる。本症は有名な割には比較的少なく、出生17,000人に1人、大腸がん全体の1パーセント以下である。

3．遺伝性乳がん・卵巣がん

　原因はBRCA1、BRCA2の遺伝子の変異である。特徴は次の通りである。
（1）40歳未満の若い年齢で乳がんが発症する。
（2）家系内に複数の乳がん、卵巣がんの患者がいる。
（3）一側の乳がん発症後、反対側の乳がん、あるいは卵巣
　　がんが発症することがある。

　この3条件を満たす患者は日本の乳がんの5〜10パーセントと考えられている。男性では乳がん、前立腺がんの発症がみられることもある。なお、アメリカではBRCA1、BRCA2の検査が普及していて、これらの遺伝子の変異が陽性の場合には、薬による予防や健康な乳房や卵巣、卵管の切除も行われている。

　一方、日本では健康な乳房や卵巣の切除は保険給付の対象とはなっていない。また、乳がん再発予防のための卵巣切除は日本でも以前は認められていたが、1981年に抗エストロゲン剤であるタモキシフェンが保険承認されてからは、薬物療法が主体となっている。なお、乳がんの発症者に対するタモキシフェンの投与や卵巣・卵管切除は保険給付の対象とは

なっていない。

４．リー・フラウメニ症候群

　原因はTP53（p53）遺伝子の変異である。肉腫、副腎皮質腫瘍、脳腫瘍、白血病、乳がんなど多くの臓器にがんが多発する。胃がん、大腸がん、肺がんの頻度も高いといわれる。また、放射線による発がん感受性も亢進しているといわれる。がんの約1/4は8歳前に発症し、保因者の約半数は30歳までにがんが発症するといわれる。

５．網膜芽細胞腫

　原因はRB1遺伝子の変異である。出生子15,000 ～ 20,000人に1人の発症である。網膜にできるがんである。約1/3の両眼性発症例と残り1/3の10パーセント程度が遺伝性と考えられる。遺伝性の本症はほとんどが5歳までに発症する。その後、二次がんでは骨や筋肉の肉腫が発生することがある。本症は早く発見し、早期に治療を開始すると、視力や眼球を温存できる可能性があるので、遺伝性が疑われればできるだけ早期に眼底検査などを行うことが重要である。RB1の遺伝子が同定されている家系では、出生時の子供の臍帯血検査を行って遺伝子の異常の有無を調べ、判明する。

６．多発性内分泌腫瘍症（MEN）1型

　原因は遺伝子MEN1の変異である。内分泌臓器のうち、

膵臓ランゲルハンス島や下垂体のがん、副甲状腺過形成を伴う遺伝性腫瘍である。それぞれのがんの部位のホルモン過剰形成に伴う症状を呈するが、ホルモンを形成しないがんもある。

7．多発性内分泌腫瘍症（MEN）2型
　　原因はほかのほとんどの遺伝性腫瘍とは異なり、発がん遺伝子の働き過ぎによるがん化である。しかも、遺伝子の変異が特定の場所（ホットスポット）に集中することが知られている。甲状腺髄様がん、副甲状腺過形成、副腎髄質の褐色細胞腫などが発症する。本症は遺伝子検査の精度が高いとされる。従って、検査で陽性であれば甲状腺を予防的に全摘することも可能である。
　　この追補「家族性腫瘍・遺伝性腫瘍」の内容の多くは国立がん研究センター情報サービス（2016年6月27日更新）に記載されたものを引用した。（2017年11月30日）

第4章　血液型

父はいずこに

―血液型を知った苦悩―

　午後7時すぎ、医局に電話が入った。「これから頭部外傷の救急患者を搬送すると消防隊から連絡があったので、待機していてほしい。詳細な情報が入り次第、追って連絡します」と言う。1960年代の秋田市で交通事故が頻発していた当時のことである。珍しいことではない。夕食を病院の食堂で済ませ、論文を書いている時であった。1年後には閉院する秋田県立中央病院でのことである。私は東北大学から脳神経外科医として派遣されていた。

　患者は間もなく到着した。53歳の男性サラリーマンだ。勤務を終えて居酒屋に寄って一杯ひっかけて帰る途中、自動車にはねられたという。救急隊員の話では、かけつけた時には患者の意識はなく、頭皮は裂傷がひどく、出血はかなりの量であったという。包帯で裂傷部を圧迫しながら病院に到着したが、血圧は105/75、脈拍は85とショックには至っていなかったが、脳挫傷も疑われると報告された。

　ただちにバイタルサイン（血圧、脈拍、呼吸など）をチェックし、神経学的検査を行った。意識は日本昏睡スケールで200（中等度昏睡）、右半身の麻痺を認めた。頭部単純X線撮影では、左前頭部に陥没を伴う線状骨折があった。ただ

ちに脳血管撮影を行うと、正画像では正中部にあるべき前大脳動脈が左から右へ偏位していた。当時は、まだCTスキャンやMRIは開発されていなかったのである。これだけの情報でただちに緊急手術を行うことに決定した。

かけつけた家族に病状を説明し、手術を行うことを告げて、同意書に署名をもらった。手術の準備中に判明した血液型はAB型である。病院到着前に出血した量は判然としないが、500ミリリットルは下らないと思われた。手術中の出血も数百ミリリットルが見込まれたので、輸血の手配を依頼した。少なくとも5単位（当時、1単位は200ミリリットルで1,000ミリリットル）が必要、できれば10単位用意しておいてほしいと伝えた。その返事はすぐに来た。「AB型の血液は現在、在庫が3単位しかない。あとはご家族などから生血で対応してほしい」と。

手術は輸血をしながら行った。脳挫傷の程度は中等度で、前頭葉が数十グラム挫滅して、その周辺には早くも浮腫が生じて脳腫脹の状態を示していた。挫滅した脳を除去し、止血を行ってから開頭部の硬膜を人工硬膜で補填して、開頭部の頭蓋骨を外したまま頭皮を縫合した（外減圧術）。手術はこれで終わったが、輸血量が不足していたため、AB型の職員の2人からそれぞれ200ミリリットルの血液を採取して輸血した。まだあと少し、400ミリリットルほど輸血する必要があり、やむなく患者の次男がO型であったので200ミリリットルを採血して輸血し、あとの200ミリリットルは血液バン

クから取り寄せたＯ型の血液で間に合わせた。

　患者は術後も意識が回復しなかったが、数日たってから徐々に回復していった。最終的には３カ月後に右半身の不全麻痺と軽い失語症を残して、どうにか歩ける状態となった。

　この患者の妻は47歳の専業主婦、長男は24歳のサラリーマン、次男は22歳の食料品販売店の店員、長女は20歳の大学生である。妻の血液型はＯ型、長男はＡ型、次男はＯ型、長女はＢ型であった。次男は母親の血液型がＯ型であることを知っていた。自分も同じ血液型であるから母ゆずりだと思っていた。父親の血液型は知らなかったが、兄がＡ型、妹がＢ型で父親がＡＢ型だからそんなものだと思っていた。ところが、ある看護師が「ちょっと、へんねぇ」と言ったことを次男は聞いていて、後日、私のところに来て尋ねた。「先生、血液型って遺伝するのですか。僕の父親はＡＢ型、母親はＯ型ですが、子供はどんな血液型になるのですか」と。私は知らずに済めば余計な心配をしないで済んだのにと思った。しかし、真面目にこう質問されては、おっちゃらかすわけにはいかない。

「血液型にもいろいろあるが、ＡＢＯ型の血液型の遺伝様式はこのようになります」と表を書いて説明した。つまり、ＡＢ型の父親は遺伝する際にＡ型とＢ型の因子を独立して子供に渡す。Ｏ型の母親はＯＯ型であるからＯ型の因子のみを子供に渡す。子供は従ってＡＯ、ＢＯのいずれかになる。ＡＯの人はいわゆるＡ型、ＢＯの人はＢ型となる。この両親から

はOOつまりO型の子供は生まれないのである。（次の表参照）。

図表2　母親がO型（OO型）で父親がAB型の場合に生まれる子供の血液型

父＼母	O	O
A	AO	AO
B	BO	BO

AO型は表現型はA型、BO型は表現型はB型となる。従って、子供がA型で生まれる可能性は1/2、B型で生まれる可能性も1/2である。O型やAB型の子供は生まれないのである。

　次男の顔色はそれを聞いて、見る見る変わった。生まれるはずのないO型の血液型を持っている次男は、母親ゆずりのO型と思っていたが、別の父親を持っていたことになるのである。私はここまで話が及べば、話をやめるわけにはいかないと思った。

「あなたはもう大人の社会人なのだから、この問題を感情的にならずによく考えて行動を取るようにしてください。このことを両親に、あるいは少なくとも母親に問いただすことはしばらく控えて、よく考えた上で行動した方がよいでしょう。よくお分かりでしょう。この問題は考えようによっては深刻で家庭崩壊にもなります。あるいは、何か事情があって両親はそれを承知しているかもしれません。くれぐれも言動は慎

重にしてください」。

　次男は黙ってうなずいていたが、顔は紅潮した。

　その後、この次男はどのようにこの問題に対応したか知らない。これまで疑いもなく父親であり、母親であると思っていた両親に何があったのか、母親は間違いなく母親であったろう。しかし、これまでの父親は間違いなく生物学的な父親ではないのである。おとなしい母親がどのような過ちを犯したのか、不倫なのか、強姦なのか、父親はそのことを知っていたのか。考えるほど迷路に入ったように考えがまとまらなかったことだろう。

　こうした事例はそう珍しいことではないことを私は知っていた。しかし、それを知らせることは、ほとんどなかった。知らぬが仏というではないか。知らなければ何事も問題はないのである。だが、今回のようなことはめったにない。直面して明らかになっては、避けることができないのである。

　芥川龍之介だったか、こうしたことで女性不信のようなことを書いていたと記憶している。女性だけが知っている真実、男性はノーテンキなのか、知らぬが仏なのか。

　ある種の男性は、生殖可能時期の女性を見れば見境なく性交渉を求めて得々としている。女性にもそうした女性がいる。こうした問題は古くからあり、現在も少なくないし、将来も絶えることはないであろう。ちなみにこの患者の妻の相手であった次男の本当の父親の血液型は、O型（OO型）、A型（AO型）、B型（BO型）の3種のうちどれかである。

（2009年9月26日　秋晴れの昼時）

追記

　ABO型の血液型の遺伝は簡単な仕組みである。真の父親でない男性と、真の父親の血液型に矛盾が生じない場合もかなりあるのである。近年、一般化してきたDNA鑑定で父子関係を調べたら、驚くほどの悲劇が生じるだろう。

時ならぬ麻疹の流行

―麻疹ワクチン接種を拒否する親たち―

　2008年から2009年にかけて、日本で高校生や大学生など
の若者たちに麻疹が流行して社会問題化した。ある女子高校
生はカナダで麻疹を発症して、小さな国際問題となった。先
進国日本から来た高校生が、カナダで発症して隔離、足止め
されて、感染源とならない時期になって解放されたのである。
日本の麻疹対策はどうなっているのかと批判をされた。

　21世紀になってこんなことが起こるとは、私は考えもし
なかった。このようなことが起こる背景は、現代日本の若年
から中年にかけての多くの両親が、わが子に麻疹ワクチン接
種をさせないでいるからである。麻疹ワクチン接種を子供に
受けさせない理由は、①子供が麻疹にかかったので、ワクチ
ンを受ける必要がないと誤って判断している場合、②最近、
麻疹は極めて稀になった疾患のため、ワクチン接種が必要な
いと考えている場合、③麻疹のことをある程度知っていて、
ワクチン接種後、脳炎や脳脊髄炎になる危険性があるため拒
否する場合。以上の3通りが考えられる。

　麻疹は現在50〜60歳以上の人ならほとんど誰もが知って
いる病気である。麻疹は麻疹患者が麻疹ウイルスを咳やく
しゃみで吐き出したものを吸い込んで感染する（飛沫感染）。

10日前後の潜伏期を終えて発熱し、間もなく、咳、鼻汁、咽頭・結膜の充血を生じる。

　2～3日後に下の大臼歯の対側粘膜に粟粒大の白い斑ができる。この白色斑は赤い点状の部分がある。この白色斑はコプリック斑と名付けられている。その後、いったん熱は下降するが、再び発熱した時に発疹が生じる。

　発疹は暗紅色の丘疹で、耳の後ろ、頭部、顔面の一部、ついには四肢、躯幹へと広がる。この発疹は次第に消えて、後に色素沈着が生じる。麻疹の全経過は通常7～9日である。合併症がなければ完全に治癒して問題はない。

　いったん、麻疹にかかると終生免疫ができて、二度と麻疹にはかからないのである。昔の親は皆こうしたことを知っていた。無学な親でもこのことを皆知っていたのである。ただ、昔から麻疹にかかったら風に当てるなとか、体を冷やすと悪くなるなどといわれていたが、過度の保湿は体力を消耗させるし、高度の熱は熱性けいれんを起こすこともあるので、頭部を冷やしたりすることはさしつかえないのである。

　麻疹の主なる合併症は脳炎、気管支肺炎、中耳炎などである。麻疹ワクチンを受けさせない親の①の場合は、素人判断で無知としかいいようがない。②の場合は、麻疹のことを知らない無責任な親というべきであろう。こうした親が増加して、麻疹に免疫を持たない人が増大して、今回のような高校生、大学生の麻疹流行問題となったのである。③の麻疹ワクチン接種後の脳炎や脳脊髄炎の発生を恐れる親は、意識して

ワクチン接種を拒否するのである。

　こうしたワクチン接種後の続発症というか副作用ともいうべき病態は、現在でも100パーセント防ぐことはできない。それで、その危険性を恐れてワクチン接種を拒否する場合と、ワクチン接種を受ける場合のどちらが、より危険性が高いのか検討してみよう。

　少し古いデータであるが、最も大きな集団で最も信頼できる麻疹ワクチン接種後脳炎の資料は次のようなものである。それは、1973年のアメリカのランドリガンとウィット（LandriganとWitte）の報告による。その要約は以下のごとくである。

　彼らは1963年から1971年までの間に麻疹ワクチンを接種した5,090万人を対象にして調査した。接種後に何らかの神経合併症を呈した者は84人で、そのうち麻疹ワクチンと因果関係があると認められたのは59例であった。これは、100万人当たり1.16の発生である。59例の内訳は脳脊髄炎13、脊髄炎1、脳症36、無菌性髄膜炎3、脳神経麻痺4、区分しがたい例2であった。これらのうち追跡可能例は50例で、これらの予後は26例が完治、19例が後遺症を残して治癒、5例が死亡であった。

　この調査は麻疹に対する弱毒性ワクチンの予防効果を評価するために行ったものであった。アメリカにおける麻疹患者は、この間に48万人から7.5万人に減少した。また、麻疹による年間死亡者は408人から24人に減少した。麻疹後脳脊髄

炎の発症者は337人から19人に減少したのである。

　このデータは麻疹ワクチン接種が極めて有効であることを物語っている。その後、ワクチンは高弱毒性ワクチンへの改良が進み、神経合併症の発生頻度は100万人当たり0.5以下となったのである。日本でも1970年代に入って、弱毒性ワクチンを使用するようになり、アメリカと同様の効果と結果をもたらした（木村三生夫、1978）。

　なお、麻疹ワクチン接種後の脳脊髄炎は接種後6〜12日で発症する。これは、ほかのワクチンとほぼ同様である。症状は運動失調、麻痺、不随意運動などであるが、予後はよい。また、ほかのワクチンを含めて、麻疹ワクチン接種後の脳症は乳児や幼児に発生する。高熱、けいれん、長時間続く意識障害などが主症状である。解剖しても脳炎の所見がない。しかし、脳浮腫が著明なのである。そのため、脳症は脳脊髄炎と区別されるのである。しかし、臨床的に両者を区別することは困難である。

　これらの脳症や脳脊髄炎がワクチン接種と全く関係なく、偶然に起こる例もあると指摘されている。

　（なお、この項のデータの多くは『神経内科学書』豊倉康夫編集、朝倉書店、1991年より、P.690〜691「麻疹ワクチン後脳脊髄炎」別府宏圀著からの引用である）

　以上、少し詳しく麻疹ワクチン接種後の脳脊髄炎や脳症について述べた。その理由は、麻疹ワクチンは危険であるから接種を控えた方がよいとする小児科医や医師がいて、そのデ

マ情報によって麻疹ワクチン接種を拒否する親たちが増加したからである。

　もちろん、不幸にしてワクチン接種後の脳症などに罹患した子供とその家族の嘆きと怒りは察するにあまりある。しかし、国民全体、あるいは人類全体の利益からは麻疹ワクチンの接種は極めて有効で、麻疹にかかって発症する脳症や脳脊髄炎患者の発症率は1/90以下なのである。麻疹ワクチンの危険性を近視眼的に叫ぶ医師は無責任というほかない。

　麻疹の発生患者数の減少してきた現状から、麻疹ワクチン接種を拒否したり、しない親たちは、いずれそのしっぺ返しを食らうことになるのである。

（2009年10月2日　うっとうしい雨模様の午後）

第6章　人工呼吸器

人工呼吸器を外す医師

　人工呼吸にまつわる記憶はいろいろとある。最も古い記憶は、突然呼吸が停止したり微弱になった人に対する応急処置として口対口、または口対鼻の人工呼吸を行うことであった。高校生の頃のことである。「口対口」は呼吸停止した人の口に自分の口をつけて、自分の呼気を吹き入れる人工呼吸である。その際、患者側の鼻孔を閉じて息を吹き込むのである。「口対鼻」は自分の口を患者側の鼻孔に密着させて息を吹き込む方法である。もちろん、その際は患者側の口を閉じておくのである。これらの方法は緊急時、何の器具もない時にできるため、いざという時の人工呼吸法として覚えておいてよい方法である。

　その後、医師になって実際に行った最初の人工呼吸は別のエッセイ『脳動脈瘤の思い出』で記載したが、呼吸停止した患者に気管内挿管をして、その気管内チューブの外側の先端にアンビューバッグを取り付けて、用手的に人工呼吸を行うものであった。アンビューバッグとはゴム風船状のバッグを手で縮めて、バッグの中の空気を患者の肺に送るものである。バッグは縮めた後、手を離すと、自動的に膨張してもとに戻るのである。それを繰り返して、空気を患者の気管内に送り

込むのである。室内の空気のみで行うこともあるが、酸素供給用のチューブを取り付けると酸素も送れるのである。この人工呼吸は、持ち運びが簡単なこのアンビューバッグさえあれば、どこでもできる手軽さがあって、21世紀の今日でも病院には常備され使用されている。もちろん、気管内挿管をしなくとも、患者の口や鼻からマスクで空気や酸素を送ることもできる。

　しかし、このアンビューバッグによる人工呼吸の欠点は、長時間1人の医師や看護師がバッグを押し続けることが不可能なことである。30分もするとくたびれてしまう。私が医師になって間もない頃（1960年代の前半）には大学病院でも電動式の人工呼吸器が使用されていなかったので、もっぱら呼吸停止した患者の人工呼吸には、このアンビューバッグが使われていた。

　ある時、心臓病のため心肺停止に陥った中年の男性がいた。型のごとく1人の医師が、患者をまたぐように馬乗り状態になって心臓マッサージを行い、別の1人の医師がアンビューバッグで人工呼吸を行った。間もなく、患者の心臓は再び鼓動し始めたが、自発呼吸は戻らなかったため、アンビューバッグを押し続けることになった。

　主治医と応援の医師数人が、交代でバッグを押し続けた。上手に酸素が吹き込まれると、患者は意識をかすかに取り戻したが、あまり上手でない医師になると意識はなくなった。こうした状態が数時間続いた時、患者のご家族は、汗を拭き

拭き交代で人工呼吸を続ける医師たちに、「呼吸が自力でできないのなら、もう人工呼吸をやめてもいいです」と言った。しばらくの間、どうしようかと相談していたが、皆疲れ果てた時に人工呼吸を中止した。数分後にその患者は死亡した。

　その後、間もなく、私は学内留学の形で神経生理学を学び、研究するために2年間、生理学教室に出向した。2年後、医局に戻ると、その時には電動式人工呼吸器が入っていた。電動式人工呼吸器は心臓の手術後や重症脳卒中（脳動脈瘤破裂や脳内出血など）の患者に利用されていた。気管内挿管や気管切開をしたカニューレに人工呼吸器の管を取り付けて、電動によるバッグの伸縮によって酸素や空気を送り込むのである。

　私はすぐにこの人工呼吸器の操作を覚えて、必要な状況では何の躊躇もせずに人工呼吸を行った。用手的なアンビューバッグによる人工呼吸と比較して、電動式の人工呼吸器は医学や技術の進歩を物語っていた。私は2年前のことを思い出して感謝したものである。ところが、この電動人工呼吸器にもデメリットがあることが分かった。

　ある心室中隔欠損の患者の術後、人工心肺に問題があったか、手術に問題があったかして、患者の自発呼吸が出ず、気管内挿管したまま電動式人工呼吸器につないで人工呼吸を行った。麻酔を覚ましても自発呼吸は出ず、おそらく脳塞栓でも起こして脳機能障害を生じ、自発呼吸と意識が戻らないものと考えられた。当時はまだCTスキャンやMRIもなく、

脳の詳細な検査はそれ以上できなかった。

　2日たち3日たっても、その患者の呼吸は戻らなかった。しかし、術後の心臓は異常なく鼓動を繰り返していた。私は主治医ではなかったが、主治医の先輩医師に脳の機能のチェックを依頼されて、しばしばこの患者を診ていた。

　神経学的検査では瞳孔は散大し、四肢は全く動かず、意識障害の程度はJCSで300と深昏睡の状態であった。脳波をとってみると、脳波はフラットで平坦脳波の状態であった。後に定義されたいわゆる脳死の状態であった。患者の家族は毎日のように来て、ICUのガラス窓から人工呼吸に合わせて患者の胸が上下に動いているさまを見つめ、私たちのしていることを見ていた。

　そうした状態が、1週間たち10日たっても患者の状態は変化を見せなかった。10日ほどして、家族は主治医に、「回復の見込みが全くないのなら、もう人工呼吸器を外してください」と申し出た。私はそれを聞いて心の中で首を横に振ったが、主治医である先輩医師はいとも簡単に「そうですか、それではそうしましょう」と言って、人工呼吸器の管を外した。もちろん患者の呼吸はないままであった。家人や私たちが見守る中で、血圧は低下し、心拍も弱くなっていった。10数分後に心電図上の波形も平坦となって死の宣告を主治医が告げた。家族は深々と頭を下げた。疲れ果てていて涙も見せなかった。

　私はこの事件に疑問を持って、医局の会議で、「こういう

時、どういう行動を取るべきなのか？」と問題提起をした。しかし、意見は錯綜して結論は出なかった。

　その後、私は脳神経外科を専攻し、脳神経外科の専門医となり、日夜を問わず診療と研究に追いまくられていた。この頃は、日本が高度経済成長期に入る直前であった。車が大衆化してモータリゼーションの波が押し寄せていた。交通事故による死者は、日本では毎年1万人前後にまで増加していた。

　当直しているとしばしば、車にはねられて重症化した患者が搬送されてきた。骨折した頭蓋骨のすき間から挫滅した大脳がはみ出して、出血の止まらない状態を示す患者も少なくなかった。自発呼吸がない患者には挿管（気管内挿管）をして、人工呼吸を行いながら家人に病状を説明し、「このまま死を待つか、手術してできるだけのことをするか」と問うた。多くの家人は手術を望んだ。こうしてただちに時刻に無関係に緊急手術を行った。大脳の1/3程度が挫滅しているような重症脳挫傷も少なくなかった。挫滅脳を取り除き、止血をして頭蓋骨を大きく取り除いたまま頭皮を縫合するような例も少なくなかった。こうした患者は手術後も自発呼吸が出ず、人工呼吸器につながれて生きたしかばねの状態となることが少なからずあった。

　その結果は、先の先輩医師の時のように1週間ほどすると、家人は「回復の見込みが全くないのならもう人工呼吸器を止めてください」と依頼してくるのであった。

　しかし、私は「そうですか」と言って、人工呼吸器を止め

ることはしなかった。しかし、血圧を維持するための昇圧剤などを徐々に減らして、その時の自然経過にまかせた。1〜2日で絶命することもあったが、1週間以上もその状態が続くこともあった。家人も私たち医師も疲れ果てたが、人工呼吸器を外すことはなかった。

それが、そうした状況で人工呼吸器を外している医師が少なからずいて、中にはそれが問題となって、医師が殺人を犯しているのではないかと、マスコミで取り上げられることも二、三にとどまらなかった。

最も記憶に新しいのは富山県の新湊市民病院（現射水市民病院）の事例である。これは、当時この病院の外科部長が、末期状態の78歳の男性患者の人工呼吸器を外すよう指示したことが、2005年10月12日に判明したことに端を発した。

その約半年後に、この病院の院長がこの事実を県警に通報した。この外科部長が延命措置を中止して死に至らしめた患者は7人であった。これがマスコミに大きく取り上げられたのである。

当時、この外科部長はマスコミの質問に答えている。「この処置は不適切だとは思っていない。これ以上、手を尽くしてもダメだという状況であったし、家族も人工呼吸器を外すことを望んでいた」。

ここで、この問題を整理してみよう。人工呼吸器を外すとただちに死に至る患者に対して、人工呼吸器を外すことは許されるのか、許されないのか、という問題である。許される

とすれば、どのような条件が必要で、どのような手続きをすべきなのか、ということである。答えはまだ出ていない。これまでのおおよその条件は次の通りである。

(1) 患者には回復の見込みがないこと。

(2) このような状況での治療中止を患者が希望すると意思表示していること。

(3) 死期が近い延命措置が医学的に無意味と判断されること。

この3条件は1993年3月、「東海大安楽死事件」に対して横浜地裁が判決で指摘したことだった。しかし、第2の条件である患者の意思表示は口頭でよいのか、発病前の一般会話で話されたことでもよいのかなど明確ではない。通常、この種の意思表示が、文書で行われているのは私の経験では1パーセント以下なのである。

また、手続きとしては後見人、または親権者の意思表示が必要であろうが、文書なのか口頭でよいのか、それに応じてその患者の主治医1人の判断で延命措置の中止を決定してよいのか、第三者の医師、ないしその病院の生命倫理委員会の討議の結果で決定されるのかという問題もある。

いずれにせよ通常の安楽死である薬物投与による安楽死を「積極的安楽死」と呼ぶのに対し、人工呼吸器を外して死に至らしめる「消極的安楽死」は法的にも、倫理的にも、医療の原点から考えても、未解決のまま問題視され続けているのである。

　電動式の人工呼吸器の発明されなかった時代には、人工呼吸をやめることは問題にならなかったのである。しかし、電動式人工呼吸器の発明は明らかに進歩であるが、このような影の部分を生じることにもなったのである。

（2009年11月20日　曇天の婦中町　新たな脳出血後遺症患者の入院時診察を終え）

第7章　薬害エイズ事件

輸血や血液製剤によるHIV感染

「それで、先生が脳神経外科の緊急手術に呼ばれた時は、どんなふうになさるのですか」と私が問うと、先生は格調の高い日本語で答えた。

「今では私の病院だけでなく、ニューヨークの緊急手術を行う病院では全てそうしているのですが、非浸透性の帽子、マスク、手袋、予防衣（術者は術衣）をつけることはもちろん、眼はゴーグルで保護するのです。医師も看護師も清掃の係の人も全てそうするのです」と。

　私の記憶に間違いがなければ、1985年4月の京都のバスの中でのことである。この日、京都国際会議場で「第10回日本脳卒中学会」が開かれて、夕刻に学会初日のプログラムが終了した。その後、京都市内のホテルで開かれる学会会長の主催するレセプションに会場を移すため、専用の移動バスで移動中のことであった。

　たまたま、この日、特別講演をされた平野朝雄先生と、バスの席で隣り合わせたのであった。平野先生はニューヨークのモンテフィオーレ病院の神経病理学主任で、アルバート・アインシュタイン医科大学病理学教授などの要職を兼務しておられた。しばしば、日本の脳神経関係の学会に招かれて講

演をなさっておられたのである。この日の講演でも、1981年に最初に報告されたHIV感染について神経病理の立場でお話しされたのである。

　この頃のニューヨークでは、交通事故などによる緊急患者が搬送されて、ただちに緊急手術をする時、その患者はHIV感染者である可能性が大変高いので、手術に際してはHIV感染者とみなして対応を取らざるを得ないというのであった。

「まだ、日本ではそこまでいっていませんでしょう。日本でもそういう事態にならないとも限りませんからねぇ」と穏やかな口ぶりには、前途を憂う響きがあった。

　HIV感染の最初の患者が発見されたのは1981年1月。この年の7月までに108例の患者が報告された。もちろん、この時点ではHIV（ヒト免疫不全ウイルス）が原因とは分かっていなかった。CDC（アメリカ疾病対策委員会）が注目したのは、通常では病原性を持たないようなカリニ原虫による肺炎、すなわちカリニ肺炎や脚などに紫がかった結節ができるカポジ肉腫など、通常では見られない疾病が多発したことであった。これまでにない新しい疾患が考えられるとして、注目し警告したのである。この情報は瞬く間に全世界に伝わり、原因と予防と疾患の本態の研究が行われた。

　原因がHIVというウイルスであることは、ほどなく分かった。しかし、このウイルスはどこから来たのか、そのルーツは今もって判然としない。アフリカの密林に棲むミド

リザルが持っていたウイルスであるが、人間がミドリザルと接触して感染したという説がささやかれたことがあるが、定かではない。このHIVはヒトの免疫細胞のうちのT細胞に入り込んで増殖し、このT細胞を破壊するため、感染したヒトの免疫機能が破壊されて、カリニ肺炎やカポジ肉腫などのほか、日和見感染や悪性腫瘍、エイズ亜急性脳症など、様々な疾患を引き起こし、死亡率も高い。

　感染は血液、精液、膣分泌液などを介して行われるため、HIV感染者との性交、HIV感染者からの輸血やその血液製剤によって引き起こされる。このHIV感染によって免疫不全に陥って種々の疾患に罹患するようになった状態こそが、エイズ（AIDS、後天性免疫不全症候群）といわれているものである。

　HIV感染者はその後、爆発的に増加して2009年11月の発表では全世界で約6,600万人余である。全世界の人口の約1パーセントがHIVに感染したことになる。このうちアフリカのサハラ以南が約70パーセントを占めていると伝えられている。このところやや増加率が鈍化しているようであるが、今後の推移に目が離せないことはいうまでもない。この間に起こった事件が薬害エイズ事件である。

　なお、当初、HIV感染が血液や精液などを介して感染することが分かっていたが、HIVに汚染された血液を輸血されたり、汚染血液から製造された血液製剤によっても感染することが危惧されていた。しかし、輸血を必要とする患者や血液

製剤の使用を余儀なくされる患者は後を絶たないために
HIV感染者が拡大したのである。しかし、HIVは熱やアル
コールに弱く、56度、30分の加熱で感染力を失うことが分
かって、血液のチェックと血液製剤を加熱後に使用するよう
になって、血液や血液製剤によるHIV感染はなくなった。

　しかし、日本では加熱した製剤（以下、これを加熱製剤と
いう）が製造販売されるようになった後も非加熱製剤が約2
年4カ月も使用され続けた。これは世界でも日本だけで行わ
れたのである。そのため、この間の非加熱製剤によって
HIV感染者となった被害者が、1989年5月に大阪で、また同
年10月には東京で、非加熱製剤を製造販売し、またそれを
承認した厚生省（現厚生労働省）を提訴したのである。提訴
された製造販売会社は当時のミドリ十字（その後、田辺三菱
製薬）と科学及血清療法研究所であった。また、非加熱製剤
を輸入販売したとして提訴された製薬会社は、バクスター
ジャパン（日本トラベノール）と日本臓器製薬、およびカッ
タージャパンを合併承認したバイエル製薬（後のバイエル）
であった。また、これらの非加熱製剤の製造販売を認可した
厚生省の官僚、当時の生物製剤課長松村明仁が厚生省の担当
者として提訴された。

　医療側で提訴されたのは、帝京大学副学長で同附属病院医
師の安部英であった。安部英は当時、厚生省のエイズ研究班
の班長であった。その後、1996年8月から10月にかけて、
上記の安部英、松村明仁、およびミドリ十字の代表取締役松

下廉蔵、須山忠和、川野武彦が業務上過失致死の容疑で逮捕・起訴された。

そして、1999年（平成11年）2月、大阪地裁はミドリ十字歴代の3名の社長に対して、1年4カ月から2年4カ月の禁固の実刑判決を言い渡した。この3名はその後、控訴した。安部英被告は2001年春、無罪の判決を受けたが、検察庁は控訴した。厚生省の松村明仁被告は、2001年9月、東京地裁で有罪の判決を受けた。なお、安部被告は上訴中に認知症を患い、2004年から公判停止となり、2005年4月、死去した。2008年3月、最高裁は松村被告の上告を棄却した。松村被告に対する最高裁の有罪は、1986年11月からは加熱製剤が日本でも販売され、十分量の加熱製剤供給が可能であったにもかかわらず、非加熱製剤回収の措置を講じなかったためとした。また、1996年8月9日には、ミドリ十字の当時の取締役に対する株主の代表訴訟が起きたが、2002年4月に和解が成立した。

この間、1996年1月、自民、社会、新党さきがけの三党連立内閣が、橋本首相を首班として発足したが、この内閣に厚生大臣として入閣した新党さきがけの菅直人は、この薬害エイズの政府責任を認めて、薬害エイズ患者に土下座して謝罪した。私はこの時、初めての清新な政治家の出現を喜び、激励と称賛の手紙を送った。返事はなかった。取り次ぐ官僚が私の手紙を破棄したためであろう。

いずれにせよ、この薬害エイズ事件は、厚生省（官）と製

薬業者（業）と一部の学者（学）が癒着、結託した複合薬害事件であった。この時、政界から告訴された者は出なかったが、族議員と称する厚生行政ににらみを利かせる政治家の関与もなしとはしなかったと考えられる。

　その後、あまたの土木建築業界と政治家と官僚の談合不正事件の一亜型と考えられるこの薬害エイズ事件は、歴史的事件となったのであった。

　ところで、なぜ、日本では加熱製剤が流通しても供給量が不足しているとして、非加熱製剤が使用され続けたのか、その理由は、上に述べた官・業・学・（政？）の癒着利権構造が基本にある。それでは、どのような患者にこの製剤が使用されたのか。

　日本の薬害エイズ事件の被害者の多くは血友病患者であった。血友病は先天的に血液の凝固因子が欠乏する疾患である。私が臨床的に最初に出会った血友病患者は1960年代後半の頃であった。当時は、また人類がHIVやエイズを知らない時代であった。

　仙台の東北大学の本部がある片平町近くの旧家の小学校高学年の男児が、交通事故で転倒して軽く頭部外傷を負った。1〜2時間して頭痛を訴え、意識が混濁したため搬送されてきたのである。家人がこの男児は血友病Aであるといって、通常の児童には見られない血液疾患であることを伝えた。ただちに血液の凝固系の検査を行いながら、脳血管撮影で頭蓋内の急性硬膜下血腫を認めた（当時、頭部CTは未開発で

あった）。

　血友病Aであることは確認された。そのため、血液凝固第8因子製剤を大至急取り寄せ、その到着を待って手術を開始した。通常の急性硬膜下血腫の手術例よりはいろいろと問題はあったが、結局、大した後遺症もなく退院したのであった。この時、私は改めて学生時代に学んだ血液の凝固系を再学習した。見事な凝固機構とその解明に努力した多くの先達に敬意を感じたのであった。

　血液凝固第8因子の欠乏を示す血友病Aの患者に出血が起これば、第8因子を投与しないと出血は止まらないのである。同様に第9因子の欠乏する先天疾患は血友病Bという。これらの血友病はX染色体上の遺伝子異常があるので伴性劣性遺伝疾患である。従って、男児にしか血友病は生じない。

　血友病患者の場合は血友病AであれBであれ、第8ないし第9因子が正常人の1パーセント未満の重症例では、外傷時の出血はもちろん、外傷がなくても関節や筋肉内に出血が繰り返されるので問題となる。第8因子や第9因子の血液製剤の補正療法は、重要な部位の出血でなくても必要となる。こうして血友病患者にとっては、これらの血液製剤は必要不可欠なものである。

　そこでHIVに汚染された血液から作られた血液製剤が出回って、薬害エイズ事件となったのである。つまり、薬害エイズ事件の背後を俯瞰すれば、①まず、血液の凝固系の解明があったこと。②血友病の本態と治療法（第8、第9因子製

剤の開発）が確立されたこと。③HIVが人類に波及したこと。④HIV感染による血液製剤が出回ったこと。⑤加熱製剤では感染力がないことが判明した後でも、非加熱製剤が日本で使用され続けたことが、問題の本質といってよいだろう。

　ここでも医学の進歩が逆に人間の一部に不幸と苦悩をもたらしたといえるだろう。もちろん、強欲と保身の官・業・学・（政）の輩がいたことが直接の原因ではあったが。

（2009年11月30日　小春日和の午後　美しいイチョウの黄葉を思い返しながら）

第8章　代理出産

親子の関係とは

—代理母と、代理母によって生まれた子の悩み—

　私はそれまで親子、兄弟、血縁などについて思いをめぐらせたことがなかった。私の両親とその親族、私の姉や妹弟の存在をそのまま受け入れていて、何の疑問も感じなかったのである。ところが、高校3年生になって、少し勉強しなければと思って、土日に近くの上野図書館に通うようになった。秋葉原駅東口の近くの狭いわが家では、落ち着いて教科書も読めなかったからである。図書館に行って少しは勉強もしたが、時間の大半は進学に関係ない書物を読んでいた。読みたい書物は無尽蔵にあった。ある時、『オイディプス王』を読んだ。ギリシャの三大悲劇の一つで、有名な物語である。

　先王ライオスは神託によって「自分の子供に殺される」と告げられたため、生まれた男の子を殺させた。実際は山の中にその子を捨てたのである。それが羊飼いのような男に拾われて生き延びて、成長した。

　成長した子の名はオイディプス（エディプス）という。スフィンクスの謎を解き、テーバイの苦難を救って、オイディプスはこの国の王となり、王妃イオカステと結婚した。彼は民衆の嘆願に耳を傾けて善政を行っていたが、以前受けた神託「父を殺し、母と交わって子をもうける」が、気になって

不安を感じていた。預言者を呼んで、その真相を究明させた。途中の進行は省略するが、オイディプスは以前に受けた神託に不安を感じて、故郷コリントスを捨てて旅に出た途中に初老の男を殺したことがあった。この初老の男こそ自分の父であり、先王であったのである。

　それと知らずにテーバイに入って母である王妃と結婚したオイディプスは、真相究明の情報によって事実を知った。王妃はそれを知って、自らの首をくくって死んだ。それを知ったオイディプスは、王妃であり母であった人がまとっていた衣服の金のブローチを取り、自らの両眼を刺して失明したのである。

　この物語は私に様々なことを考えさせた。個人の力ではいかんともしがたい運命のあること、母子相姦、その間に生まれた子とオイディプスの関係のこと、当時の神託の実態とそれを信じた人々のこと、などなどである。オイディプスと母との間に生まれた子が男児であれば、オイディプスとの関係は、①父子であり、②兄弟である。女児であれば、①父子であり、②兄妹である。

　その『オイディプス王』を読んで間もなく、さらに驚くべき書物を読んだ。その書物の名は忘れてしまったが、『デカメロン』やその周辺の物語ではないかと思う。その中には、ある男性がオイディプスと同様に母と交わり、娘をもうけた。驚くべきことに、その娘とその男性が結婚したのである。そして、さらに娘が生まれた。男性と結婚した娘との関係は、

①夫婦、②父娘、③兄妹の関係となる。

　古来、人類は血族結婚を避けてきた。血族結婚によって劣性遺伝子が重複するようになると、奇形が多発したりして病気に弱い一族になって滅亡するからである。それが血族結婚をタブー視する根本的理由と思われるが、その結果、近親相姦をタブー視するように、自然道徳律が確立したと思われる。

　ところで、これまで親子の定義は明解であった。すなわち、夫と妻の間にあって妻が妊娠し出産した場合に、出産した女性は母、生まれた子はその母の子として親子の関係は何の疑問もないのである。問題が生じるのは、夫でない第三者の男性と妻が交わって子が生まれた場合であるが、その場合でも父は誰かが不明であっても、母とその子の関係は微動だにしないのである。

　ところが、20世紀後半になって生殖医学が目覚ましく進歩した。まず、不妊に悩む夫婦間で、夫の精液をタイミングよく妻の子宮に注入して妊娠させる夫婦間人工授精が行われた。しかし、夫の精液がない無精子症の場合には、この方法はとれない。第三者の男性の精子（精液）を注入することで妊娠する非配偶者間人工授精（AID）が行われるようになった。

　思い起こせば、私が医学部の学生時代、健康で優秀な男性の精液を、夫に問題のある夫婦の希望で非配偶者間人工授精に役立てたいので、希望者は後で申し出るようにと何度か言われた。私はある種の嫌悪感を感じて精液を提供する気にはなれなかった。どれほどか知らないが謝礼ももらえるという

ことであった。しかし、貧しかった私でもそれに心が動くことはなかった。級友の誰かがそれに応じたかどうかは、誰も話すことはなかったのである。

　しかし、非配偶者間人工授精はその後も一般化していった。それでは、妻の側に不妊の原因がある場合にはどうなるのか。妻の側の原因にもその病状や程度はいろいろあるが、分かりやすい例として、生まれつき子宮がない場合や何らかの疾患（例えば子宮がん）で子宮摘出がなされている場合、妊娠は不可能である。これらの場合でも子宮はないが、卵巣が正常であれば卵子は取り出すことができる。この妻の卵子に夫の精液をふりかけて、体外受精させることは容易である。問題はこの受精卵を第三者の子宮に着床させて懐胎し、出産するまで育ててもらうことにある。この第三者の女性がどういう人かで、問題は多岐にわたるのである。

　第三者の女性が依頼人の要望で妊娠し出産することを代理出産という。ここで代理出産の問題を整理しておこう。

1．依頼人は誰か。

2．精子提供者は誰か。

3．卵子提供者は誰か。

4．精子提供者と卵子提供者の組み合わせと代理母の関係はどうなのか。

5．代理出産する女性は誰か。

6．代理出産によって生まれる子は誰の子か。その子の権利は？

7．こうした代理出産は合法的なのか、違法なのか。法的問題、文化的問題、宗教的問題、道徳的問題は？

１．依頼人について

　依頼人は通常、不妊に悩む夫婦である。夫か妻のいずれか、またはいずれもが身体的な欠陥を持っていて不妊となる者は多い。代理出産に関していえば、妻側の問題、特に子宮が欠如しているか、子宮に障害があって、妊娠し出産することができない場合である。こうした妻は通常、夫と相談して自分の卵子と夫の精子を体外受精させて、代理出産する女性に依頼することが多い。

　しかし、中には自分で妊娠し、出産する能力を持っている女性（妻）でも身体的、精神的、経済的、社会的理由などで代理出産を依頼する場合もある。代理出産を合法化しているアメリカでは、そうした例も少なくないといわれる。代理出産が合法的で精子、卵子の入手が無制限であると、常識を超えた依頼人も出現することであろう。

　極端な例を考えてみよう。ある独裁者、または優生学論者が、その国の国民を遺伝的に優秀な民族に改造しようとする。その国にとって有為で有能ないろいろな才能を持った人間を産ませるために、各種の才能を持った男性の精子と女性の卵子を集め、体外受精させ、妊娠・出産に適当な女性に受精卵を着床させて代理出産させるのである。それは悪夢のような未来の国である。

2．精子提供者について

　夫が無精子症、またはそれに近い状態で、どのように努力しても配偶者間の受精卵が得られない場合は、第三者の男性の精子を得て、妻の卵子と体外受精させて代理出産を依頼することが行われている。これは、日本でも合法的で非配偶者間人工授精（AID）といわれる。

　私が医学生だった時、希望すれば精液の提供をすることができたのは、このようなケースに利用されるのである。国立大学の医学生ならまずまずの知能と体力を持っているから、遺伝的にリスクが少ないだろうというわけである。しかし、これをもっと高度な生殖業者が行おうとしたら、ノーベル賞級の科学者や卓越した芸術家や政治家、俳優やスポーツマンなどなどを選んで商品化するだろう。これらの人々はいわば種子や種馬のようなものであるが、その場合はさぞ高価な精液となるだろう。

3．卵子提供者について

　妻から卵子が得られない場合、第三者の女性から卵子の提供を受けて、夫の精子と人工授精させて代理出産してもらう。妻から卵子が得られない場合はいろいろあるが、卵巣の発育不全があって卵子が得られない場合や、何らかの疾患で卵巣に放射線被曝が生じて、奇形などのリスクが極めて高い場合などである。

　せめて夫の精子で夫の子供が欲しいということで、妻も第

三者の卵子提供を承認、あるいは希望して、第三者の卵子と夫の精子による人工授精を行い、代理出産を依頼するのである。

　第三者の女性は夫妻の血縁の場合もあり、全く見知らぬ女性の場合もある。時には、代理母の卵子を利用して代理出産してもらうこともある。この場合は、体外受精でなく夫の精液を代理出産人に直接注入することもあり得る。これは性行為を意味するので、倫理的・道徳的に多くの問題が生じるだろう。

4．精子提供者と卵子提供者の組み合わせと代理母の関係

　これまで1.～3.で述べてきたことをまとめると次のようになる。

（1）夫と妻との間の受精卵（これをA受精卵とする）を代理母（借り腹）に出産してもらう。

（2）妻の卵子と第三者の精子による受精卵（これをB受精卵とする）を代理母に出産してもらう。

（3）夫の精子と第三者の卵子との間の受精卵（これをC受精卵とする）を代理母に出産してもらう。

（4）第三者の精子と第三者の卵子との間の受精卵（これをD受精卵とする）を代理母に出産してもらう。

（5）夫の精子と代理母の卵子との間の受精卵（これをE受精卵とする）を代理母に出産してもらう。この場合には、体外受精によって受精卵を作るのか、夫が代理母

と直接性交渉して受精卵を作るのかの2通りが考えられる。

以上、(1) 〜 (5) を模式的に示したものが次の図である。

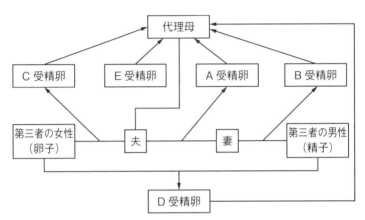

図表3　代理母をめぐる諸関係の模式図

5．代理出産する女性について

　代理出産する女性は様々である。原則的に代理出産を認めていない日本では、不妊に悩む夫婦間の受精卵（A受精卵）を夫または妻の肉親（姉や妹、母など）の子宮に着床させて出産してもらうことが多い。ちなみに2008年4月5日の時点で、不妊治療を行っている産婦人科クリニックの根津八紘医師は、15例の代理出産を行ったことを公表している。その多くは夫婦の肉親（母や妹など）である。

　しかし、アメリカでは代理出産は合法的である。そのため、

代理出産は公然と行われているのである。日本人夫婦が、その夫婦間の受精卵をアメリカの代理母に出産してもらうことも後を絶たないのである。2009年の時点では、日本人のアメリカにおける代理出産は100例以上といわれている。その中でもマスコミで大きく報道された事件がある。タレントの向井亜紀と元プロレスラーの髙田延彦夫妻が、アメリカで代理出産によって得た子供の戸籍上の扱いで裁判が起こされたからである。この事件については7.の項で触れる。

　また、アメリカでの代理母は、依頼人との間の契約によるビジネスとして代理出産を行うことが多いといわれている。アメリカ資本主義のもとでは、契約時の代金は白人女性が高く、非白人女性ではそれより安価といわれている。インド人の代理母では、アメリカよりもさらに安価ともいわれている。そういう状況があるなら、詳細は不明であるが、代理母は白人女性の中でも教養の高い人や金髪の人ほど高価な報酬を要求することが推測される。

　いずれにせよ、代理母は不妊に悩む夫婦のいずれかの受精卵を着床させ、妊娠を継続し出産までを請け負うか、善意で行われるわけである。妊娠・出産は正常な夫婦の間の場合でも100パーセント安全ではない。代理母の母体にとっても妊娠に伴う悪阻や妊娠中毒症、出産時の出血や、時には死亡に至るリスクも伴う。肉体的なリスクだけでなく、約10カ月間の妊娠中の精神的ストレスもある。こういうビジネスは果たして許されるのであろうか。このビジネスが許されないの

なら、善意の代理出産は許されるのであろうか。

　代理母が妊娠中に母性に目覚めた時はどうなるのか。契約通りに妊娠・出産して産んだ子を依頼人に引き渡さなかったらどうなるのか。アメリカ資本主義では、当然、依頼人に引き渡さなければならないだろう。しかし、生まれた子が障害を持っていて、依頼人が受け取りを拒否したらどうなるのか。契約を守るための法律や障害を負った場合のリスク回避のための保険は、アメリカでは成立しているのであろうか。そもそも依頼人は、他人の肉体のリスクを前提とした代理出産を依頼する権利を有しているのであろうか。

6．代理出産によって生まれた子について

　代理出産によって生まれた子は誰の子なのであろう。この問題には二つの見方がある。一つは、医学的・遺伝的観点からの親子関係である。依頼人の夫婦の受精卵（A受精卵）の場合は、代理出産によって生まれた子は、遺伝的には間違いなく依頼人夫妻の子だ。しかし、依頼人の卵子または精子と、第三者の男性または女性からの精子または卵子の受精卵（B受精卵またはC受精卵）によって生まれた子の場合は、依頼人の夫または妻の遺伝子は受け継ぐが、遺伝子の半分は第三者の遺伝子である。従って、遺伝的には依頼人の夫または妻は、遺伝子的には1/2の親なのだ。子の立場でいえば1/2は依頼人の父親または母親からの遺伝子であるが、残りの1/2は見知らぬ父親または母親からのものである。

まして、第三者の男性と第三者の女性から得られた受精卵（D受精卵）の場合は、遺伝的には依頼人とは全く無関係の場合が多く、子にとっては、依頼人の夫婦は赤の他人だ。なお、第三者の男女の場合で、卵子も精子も依頼人の夫妻の肉親または親族の場合には、依頼人の夫妻に近い遺伝子を受け継ぐことになる。

　依頼人の夫と代理出産する女性との間の受精卵（E受精卵）によって生まれた子の場合は、遺伝子の1/2は依頼人の夫、1/2は代理出産した女性であるから、子の父は依頼人、母は代理母となる。極めて問題の多いケースとなるだろう。

　次に、遺伝的立場を離れて生物学的に考えてみると、通常は子を産んだ女性が母親となる。夫でない男性との間の子であっても、産んだ女性は間違いなく母親だ。日本の法律では、出産した母親がその子の母親となる。この観点に立つと遺伝的関係がどのようなものであれ、代理出産した女性が母親となるのである。

　医学の進歩は体外受精や代理出産を容易にした。アメリカでは遺伝的立場で、代理母とその子の関係を割り切ったのである。

　代理出産によって生まれた子はその出自を知ることは通常ないが、実際には思春期頃には、自分の真の父または母について疑問を抱くようになるという。その時、子は真の父や母を知る権利を有していると考えるべきだろう。しかし、非配偶者間人工授精（AID）の場合の男性については匿名が原則

であるから、子は知ることができない。

　代理出産の場合には、子は自分を産んでくれた代理母を知ることはできないのであろうか。まして、代理母に対して子が愛情を感じた時、愛情を感じるべきでないと、誰が言う権利があるのであろうか。まして、見知らぬ第三者の父親と母親が遺伝的には自分の父であり、母であることと、代理母が生みの母であることを知ったら、自分の出自について子はどれほど悩み、どれほど見かけ上の父母（育ての親）に不信感を持つことか。

　人間はどんなに賢そうに見えても所詮一生物、一動物であって、自分のルーツを知って安心するものである。不妊に悩んだ父母の苦渋の選択であっても、その子にとっては大変な心の傷を生まれながら持つこととなるだろう。それを割り切って合理的に考えるほど、人間は進化していないのである。

７．代理出産をめぐる法的、文化的、宗教的、倫理的問題について

（1）法的問題

　代理出産は医学の進歩によって可能となったもので、合法的だとする立場がある。アメリカでは代理出産がビジネス化しているほど社会認知されている。一方、日本では先に触れたように、子を産んだ女性がその子の母親であると最高裁が判決を下している。つまり、日本では法的に規定されていないが、代理出産を禁じているに等しい。

これに対して日本の法は不備で根津医師を断罪していない。公然と承認したわけでもない。これまでの日本での各界の規制、結論、勧告は次の通りである。

・1983年10月　日本産科婦人科学会は自主規制を行い、原則禁止の会告を決定。その理由は、代理母の妊娠・出産に伴うリスクを軽視できないためとした。

・2003年11月　向井・高田夫妻が代理出産によって子（男の双子）を得て、品川区に出生届を提出。2004年1月同区は不受理。夫妻はこれを不服として家裁に家事審判の申し立て。家裁はこの申し立てを却下。夫妻は東京高裁に即時抗告。東京高裁は向井夫妻の申し立てを受理。しかし、最高裁は代理母出産による親子の関係は分娩した女性が母親となると結論。

・2006年10月　根津医師が日本で代理母による出産事例を公表。

・2006年11月30日　厚生労働省および法務省が日本学術会議に代理母出産の是非について審議を依頼（上記のような収拾のつかない混乱のため）。

・この間に日本弁護士会連合会（日弁連）は代理母出産を禁止すべきと再提言。

・2008年7月　インドで代理母出産により生まれた子が、依頼人の夫妻の離婚を理由に出国できなくなった。また、別の例では、代理出産で生まれた子と依頼人の女性とが特別

養子縁組した例もある。

　このように日本では、最高裁判例では代理出産した女性（分娩した女性）が産んだ子の母となる。そこでその子の相続権は、代理母にも生じるのかが問題となる。そのため、遺伝子上の親子関係で親子を認定する考えも出てきたのである。しかし、これまで述べてきたような遺伝的関係の全くない依頼者と、代理出産によって生まれた子の場合もあるので、問題は単純ではないのである。

　このように代理出産によって生まれた子の問題は、単に戸籍上の受理、不受理にとどまらず、親子の関係とは何か、相続権はどうなるのかという民法の根本的問題にまで及んでいて、生殖補助医学の進歩が代理出産を依頼する人、依頼を受けた代理母、それによって生まれた子に悩みを与えただけでなく、法体系を揺るがす大問題を内蔵したのである。

（2）文化的・宗教的問題
　医学の進歩が限定的であった時代には、代理出産の問題は起きることはなかった。人工授精、体外受精、非配偶者間人工授精（AID）などの生殖技術の進歩が代理出産の問題を生んだのである。代理出産を容認する立場の最たるものは科学至上主義がある。家畜などで確立した生殖技術をなぜ、人間に応用してはいけないのかという立場である。

　家畜に許される生殖技術は人間にも許されるとする考え方

の根幹には、それを望む人間がいて、それによってその人の欲望が満たされるからである。この立場に対する反論は、自己の欲望のために他人を犠牲にしてもよいのかという点である。代理出産を請け負う人はビジネスであれ、善意であれ、それを承知でするわけであるから問題はないとすれば、約10カ月間もの間、他人の子宮を借りることが許されるなら、膣と子宮口を貸す売春婦も当然、許されてよいのではないかという考えもできる。

　キリスト教的立場ではどうだろう。私はキリスト教徒ではない。まして、キリスト教の中でもいろいろな宗派がある。従って、キリスト教的立場といっても種々の立場が考えられる。そのため、キリスト教の最もオーソドックスなカトリック教的立場で考えてみることにする。カトリックでは、全てこの世は神の摂理によって決められている、という立場を取ることが一般的である。妊娠中絶に反対するのも、神の摂理によって妊娠したものを人工的に中絶するのは、神の摂理に背くとするからである。従って、不妊の場合は神の摂理によって不妊なのであるから、神の摂理に背いて代理出産してもらうことは、許されざる行為とする立場を取るであろう。

　一方、仏教的立場ではどうであろう。仏教の根本思想では生老病死は不可避であり、それをあるがままに受け入れ、可能であれば悟りによってそれを受容するというものである。従って、不妊は生の苦しみであり、病の苦しみであるから、現代では通常の不妊治療を行って妊娠・出産が不可能なら、

それで諦めるという立場を取るであろう。そう考えると、キリスト教でも仏教でも宗教的立場に立つ人は概して代理主産を認めないであろう。

　それでは科学至上主義者のみが代理出産を認めるのかというと必ずしもそうではない。現在の代理出産肯定派には、ほかにもいろいろな立場、いろいろな人たちがいる。一つはアメリカ的資本主義者の立場である。この世は人間も含めて弱肉強食の世界であるから、医学的に可能ならば、強者は弱者の子宮と肉体を10カ月間買収しても許されると考えている。このような考え方の社会では、弱者は報酬を得て、強者に子宮と肉体を貸すことによって生き延びようとするのである。

　また、「あるがままを受け入れる」という一見仏教的・アジア的・日本的考え方の一部には、「自然のままのあるがまま」ではなく、「無原則的なあるがまま」という考えを取る人がいる。それは、代理出産してくれる人がいて、それを望む人がいれば、それでもよいのではないかという立場である。

　考えればさらに多くの考え方があるであろう。しかし、この代理出産については、原則的に容認するのか、否定するのかを決定しなければならない。なぜなら、代理出産が一般化することを認めるならば、人種改良や優生学の考え方を容認するところまで行きつくからである。

（3）倫理的問題
　代理出産については倫理的にも様々な問題がある。倫理の

意味も大きくいって二つの立場がある。一つは人のみち、あるいは道徳と言い換えても同じような意味であるが、倫理が生まれつき人に備わっているとする立場だ。生まれつきとは生得的ともいえるが、ア・プリオリな基準とみる立場である。代表的主張者はプラトンやカントで、この立場であれば代理出産は否定的であることは論を俟たないであろう。つまり、代理出産は人のみちに反するのである。

　二つ目の立場は社会的合意による人のみちで、歴史的、発展的に承認されたもの。アリストテレスや近現代の西欧の多くの倫理学者がこの立場である。私もこれを支持している。この立場に立つと、代理出産はいまだ社会的・発展的に承認された人のみちとはなっていない。今後どうなるかは社会の総体が決定するのである。その意味でも倫理はア・プリオリなものではないといえるだろう。

　問題は、倫理規範が個人的欲望や資本主義的損得勘定によって、いとも簡単に破られる現状があるからだ。そこで、倫理になじまない法律や法規制の問題が入り込むのである。

　いずれにせよ、この代理出産の問題は多面的な問題と立場があることから、十分な議論と討議の上で合意形成を図るべきであろう。2009年12月の時点では、代理出産を禁止した上で、早急に国民的議論をすべきものと考える。

　考える立場、規準、論点はこれまで述べてきた通りであるが、もう一度振り出しに戻って考えてみよう。

　オイディプス（エディプス）王はそれと知らずに実父を殺

し、実母と交わって子をもうけた。そしてそれを知った母は自殺し、オイディプス王も母がつけていた衣服から金のブローチを取って、自分の両眼を刺して失明。代理出産を認めるものはこのオイディプス王を嘲笑するのであろうか。なお、このオイディプス王の悲劇をもとにドイツの精神科学者フロイトは、オイディプス（エディプス）コンプレックスという概念を世に投げたのである。

（2009年12月22日　積雪35センチの富山、婦中で　雪が断続して降る寒い午後）

第9章　病気腎移植

2006年2月、ラジオから流れるニュースに緊張し、その概要を把握した時、私は驚愕した。当時、宇和島徳洲会病院泌尿器科部長の万波誠医師が行った生体腎移植が発端となった事件が発覚したのであった。この事件は報道によると、ある女性が「知人の男性に頼まれて腎臓を提供したのに貸した金も返してもらえない」と愛媛県警察に電話があったことから発覚した。レシピエントとなった男性は慢性腎不全で人工透析を受けていたが、症状が悪化してきたため、万波医師により腎移植をしないと助からないと言われて腎移植を決意した。

当初はレシピエントの男性の内縁の妻から腎臓の提供を受ける予定であったが、医学的理由でこの女性からの提供はなくなった。そこで男性は、200万円借りていた知人女性に、臓器提供をしてくれたら300万円上乗せして借金を返すと申し出て、ドナーになることを同意させたのだ。女性は男性患者の内縁の妻の妹というふれこみで検査を受けた。2005年9月、この女性がドナーとなり、男性患者に腎移植が行われた。腎摘出、腎移植は全て万波医師のもとで行われた。

その後、ドナーの女性は11月に現金30万円を、2006年4月に150万円相当の新車を受け取ったが、事前の約束と違うとして警察に連絡したのである。この時点では、ドナーの女性は臓器売買が犯罪であることを知らなかった。しかし、レ

シピエントの男性とその内縁の妻は犯罪の認識を持っていた。

　その後の警察の調査では、レシピエントの男性とその内縁の妻は、臓器売買を禁じる臓器移植法違反で起訴された。ドナーの女性は略式起訴された。ドナーの女性は、介在した万波医師に相談した結果、新車がもらえたと言う。また、レシピエントの男性とその内妻は万波医師に相談し、腎移植の相場は1本（100万円）くらいと言われたと供述している。

　こうして、万波医師が事前にこの腎移植は臓器売買にあたることを認識し、仲介していたと推察されたが、万波医師は全面的にこれを否定し、それらを立証することが困難なため不起訴となった。

　2006年12月に愛媛地裁松山支部はレシピエントの男性とその内縁の妻に対して、「臓器移植法の人道性、任意性、公平性という基本理念に著しく反するもので、移植医療に対する社会の信用を揺るがした影響は大きい」として、両被告に懲役1年、執行猶予3年（求刑は懲役1年）が言い渡された。ドナーの女性は罰金100万円、追徴金30万円、乗用車没収の略式命令を受けた。

　この生体腎売買問題の調査過程で、万波医師はそれまで多数例の病気腎移植を行っていたことが判明した。病気腎とは、病気にかかっている人の腎、または病気の腎をいう。万波医師が行った病気腎にはB型肝炎ウイルス保持者、ネフローゼ症候群、腎動脈瘤などがある。これらの病気腎移植のうち、B型肝炎ウイルス保持者から腎を提供された患者は移植後、

B型肝炎を発症し死亡している。これらの病気腎移植と万波医師の医療行為と手段について、その後、医療関係者や一般人の間で激しい賛否両論が起こった。様々な議論を私なりに整理すると次のようになる。

1. 臓器売買は禁止すべきか。
2. インフォームド・コンセントを徹底する。
3. ドナーの任意性を徹底させる。
4. レシピエントの公平性の確立。
5. 介在する腎摘出医と腎移植医を峻別する。
6. 病気腎はどこまで移植してよいのか。

　これらの問題を詳述するのには、このエッセイの範疇を超えているので、以下、簡単に述べる。

1. 臓器売買は禁止すべきか

　結論を先にいうと、臓器売買は禁止すべきである。その理由は、人間は全て平等であって、資本主義社会においても人間は商品化されるべきではない。生命はもちろん、それを支える臓器も売買の対象とすべきではない。もし、人間の臓器が売買の対象となると、医療技術の進歩によって、移植可能な臓器は際限なく商品化されてしまう。一部の報道では、子供や大人を買い取って、その臓器を摘出して売る、闇のシンジケートが存在するともいわれている。買われた子供や大人、さらわれた子供や大人は解体されて、臓器市場に売られるというのである。臓器どころか生命さえもが、臓器移植を欲す

る金持ちの臓器待望者と、それを食い物にする医師や医療機関、その仲介者によって奪われていると伝えられている。臓器売買が公然と行われる社会は悪の社会である。断じて許すべきではない。そこで一歩下がって考えてみる。

　善意の臓器提供者がいて、崇高な精神で臓器提供をした場合、レシピエントがそのドナーに謝意を示すのはいけないのかということが、売買とは別な次元で生じる。単なる謝意はよいが、金品はいけないとするのが妥当であろうか。それを人間の情として認めることにすると、やがては売買につながる。従って、肉親間の臓器提供の場合は別として、ドナーとレシピエントは、互いに知らない匿名性が必要になるだろう。

２．インフォームド・コンセントを徹底する

　インフォームド・コンセントとは、日本語では「説明と同意」と訳されている。これではインフォームド・コンセントの意味が表現されていない。故にインフォームド・コンセントとカタカナのまま表記する。インフォームド・コンセントとは、医師などの医療従事者の説明を十分に理解した上で（インフォームド）、患者が検査や治療の実施に自発的に同意する（コンセント）ことである。子供や認知症患者などの場合は、十分に理解し自発的に同意することが困難である。その場合は、代理人（親など）が患者に代わってそれを行うのである。その場合でも、できるだけ患者本人の意思を尊重するようにすべきとされている。

病気腎移植を行った万波医師の場合は、説明を行って同意を得たというが、口頭で行われたとされ、文書記録などは残されていない。インフォームド・コンセントがなされたとは言いがたい状況であった。多少なりともリスクの伴う検査や治療に関しても、必要なインフォームド・コンセントであるから、腎移植、しかも病気腎移植の場合はドナーにもレシピエントにも相当なリスクが伴う。従って、インフォームド・コンセントは不可欠であり、その記録も文書で保管されなければならない。

３．ドナーの任意性を徹底させる

　ドナーとなる人の任意性は十分に確保されなければならない。臓器提供は、あくまでも提供する人の意思で行わなければならない。暴力で押さえつけて、あるいは脅かして臓器提供を承認させるのは、臓器強盗、臓器強奪といわなければならない。

　肉親間の臓器提供の場合でも、一族や家族の精神的圧力によって臓器提供がなされる場合が少なくないと聞いている。この精神的圧力も一種の暴力といわなければならない。また任意で臓器提供を決意した人が真に任意で決意したのか、どのように証明できるのか。もう少し議論を深める必要があるだろう。

　この事件のドナーとなった女性の場合は、臓器提供すれば貸した金を返してもらえる上に300万円くれるとして、臓器

売買に同意したものであるから、任意性があったとしても、その前提が間違っているので議論する余地がない。

　病気腎移植については、万波医師は医学的に腎摘出を行うべき疾患の患者に対して、本人が納得した上で摘出しているため、問題はないとしている。この摘出された腎臓は、通常は廃棄されるのであるから、それを利用して腎不全患者にこの病気腎を移植しても問題はないと言っている。ここで、その病気腎は真に摘出しなければその患者の生命、あるいはQOLを維持できなかったのかが問題となる。この問題については改めて後述する。

４．レシピエントの公平性の確立

　これまでの報道によれば、ドナー側の意見では、万波医師の病気腎移植に対して否定的なものが多い。それに対して、レシピエント側の意見は概して賛成の意見が多い。

　レシピエントは腎不全の状態にあって、多くは人工透析を行って命をつないでいる。週に３回、１回数時間の人工透析をし続けてやっと生命を保てる状態は、患者ならずとも苦悩とストレスは理解できるだろう。しかも、その透析によってさえも腎機能の改善を得られなくなる腎不全の極限に陥った患者には、腎移植しか命を救う方法がない。

　腎移植を渇望する患者は日本全体で約20万人もいるといわれる。腎移植の場合は、死直後の摘出腎であっても腎移植は可能である。もちろん、脳死状態の患者からの摘出腎も、

生体腎も移植可能である。しかし、日本ではこれらの献腎や脳死腎は極めて少なく、多くは近親者からの生体腎が移植に提供されている。従って、腎移植を希望する患者の1パーセント以下にしか腎提供が行われないのである。そこで、このままでは死を待つしかない状態の腎不全患者は、健常な腎でなくともよいから、腎提供を受けたいと望む者も多い。

　そこで病気腎移植の問題が生じるのである。病気の人の腎、あるいは腎臓の病気にかかっている腎でもよいから移植を受けたいという希望を、そんなことは許されないとして退けるのがよいのかどうかという問題である。病気の人の腎（例えばC型肝炎患者の腎）や腎がん患者の腎が医学上の理由で摘出されるのなら、その腎でもよいから移植してもらいたいというレシピエントの希望は、その病気腎移植により生じるリスク（例えばC型肝炎の感染や移植腎による胃がんの再発など）を十分に承知して納得の上に移植を受けて、1年でも2年でも余計に生き延びることができるなら、それで本望という場合がある。一方で、そこまでして生きたくないという人もいるだろう。

　それでは病気腎移植を希望する腎不全患者を、どのように公平に腎移植の順番を決めるのか。売買や医師の欲望や名誉などによってではなく、レシピエントをどのように公平に扱うのか。実務的には問題となる。病気腎移植を原則禁止している日本では、病気腎の威力が原則容認された後に、このレシピエントの公平性の確保と保持が問題となるであろう。

5．介在する腎摘出医と腎移植医を峻別する

　現代日本においては、腎移植のために腎摘出をすることができる医師も、腎移植をすることができる医師も数百人以上はいる。腎移植、特に病気腎移植を行う場合には、腎摘出医と腎移植医を完全に分離すべきである。同一の医師が腎摘出と腎移植を行うことは、腎摘出の正当性と腎移植公平性の確保を危うくするものであるから、認めるべきではないだろう。移植の持つ人道上、倫理上、医学的見地から考えて、それは当然のことである。

　まして、万波医師の場合のように臓器売買や名誉欲のために行うことは論外としても、病気腎の摘出の正当性やその腎の移植を行うレシピエントの公平性などを考慮すれば、それぞれの医療機関における倫理委員会の討議と結論をそれぞれ行った上で、摘出と移植を行うべきであろう。

　例外を認めるとすれば、発展途上国の医療機関で腎摘出と腎移植ができる医師が1人しかいない場合で、時間的余裕がない場合などに限られるだろう。

6．病気腎はどこまで移植してよいのか

　万波医師による病気腎移植の問題がマスコミに取り上げられてクローズアップされる前から、日本でも病気腎移植は行われていた。献腎や脳死による腎移植の場合にも、脳腫瘍患者からの腎移植は以前から認められていた（臓器移植ネットワークの規定）。また、ドナーがC型肝炎であっても、レシ

ピエントがC型肝炎を既に持っていれば、移植は許されていた。しかし、ほかの感染症の場合には、その感染症の治癒後に行うべきとされている。それは、腎移植後、レシピエントには免疫抑制剤が使用されるためである（免疫抑制剤使用により、通常、感染症は重篤化し死に至ることが少なくない）。

　万波医師の行った病気腎移植の中には、ドナーがB型肝炎、ネフローゼ症候群、腎がん、人動脈瘤などがあった。これらの病気腎移植を受けたレシピエントの中には、B型肝炎を併発し、その合併症である膵炎で死亡した者もいた。個々の病気腎の摘出が医学的に正当性をもっていたか否かについては、一例一例を吟味する必要がある。しかし、万波医師が行った病気腎移植の意義は、廃棄されるべき摘出腎でも移植して生き延びたいとするレシピエントが多数いたことによる腎供給の可能性について、一石を投じたことであろう。つまり、ドナーの絶対的不足を病気腎が補うことができる可能性があるという点であろう。

　死後の献腎、脳死の腎、生体腎のいずれもが絶対的に不足している現在、廃棄される腎でも残存する腎機能を利用して、生命を延長させることができるなら、これも腎不足を少しでも解消する一方法であるということである。そこで、病気腎は医学的に摘出すべき状態と判定された場合に、どのような病気腎なら移植してよいか、吟味しておかなくてはならない。

　系統的に一つ一つの病気とその残存機能、およびドナーとレシピエントの状態などを総合的に検討する必要がある。細

かく検討するのはこのエッセイの目的ではないので、大まか
な指摘にとどめよう。

（1）ドナーの原疾患が感染症の場合

　B型肝炎ウイルスキャリアやC型肝炎の場合は、レシピエ
ントが既に同じB型ないしC型肝炎を患っているのなら許さ
れるであろう。レシピエントが肝炎ウイルスを持っていない
場合には十分な検討を要するが、原則的には移植を控えるべ
きであろう。HIVウイルス感染者の場合でも同様であろう。
肺結核やハンセン病の場合はどうであろう。レシピエントの
年齢が高齢であれば、移植を考えてもよい場合もあるだろう。
急性感染症の場合は、ドナーがこれらの感染症を治療して治
癒した場合に移植を考慮してもよいだろう。

（2）ドナーの原疾患が腫瘍の場合

　腫瘍にもいろいろあるが、原則的には腎以外の良性腫瘍
（例えば頭蓋内髄膜腫など）は移植の対象となり得る。悪性
腫瘍の場合には、腫瘍の種類にもよるが、転移の可能性とレ
シピエントの意見により考慮されてよいだろう。問題は原疾
患が腎がんや腎動脈瘤などの腎の病気の場合である。腎がん
の場合には、腎がんのある腎を提出することは現在のところ、
あまり問題にはならないであろう。将来、腎がんの画期的な
治療法が確立された時には、腎摘出は行われなくなる可能性
がある。腎がんを有する腎臓を摘出後に、腎がん部分のみを

除去して、それを希望する腎不全患者に移植することは許されるのか。

　腎がん部分を摘出した腎でも再発や転移の可能性はある。腎不全患者が希望するからといって、それを移植することは人道上でも倫理上でも医学的立場からでも疑問が残る。差し迫った死を回避するために、脱水患者が汚染された水を飲むようなものであるからだ。

　関連する学会や医療関係者のみならず、法律家や医療行政担当者を含む社会的議論が必要であろう。その議論の結論が出るまでは、こういう病気腎移植は凍結すべきだ。

　ここまで筆を進めてきた2009年12月31日に、久しぶりに宇和島徳洲会病院の万波医師が、再び腎がん患者から腎を摘出して腎不全患者にこの腎を移植したと報道された。報道によると腎がんは直径4センチ以下で、摘出した腎からがん部分を切除して、腎不全患者に移植したという。原則禁止とされた厚生労働省や学会の勧告に対して、臨床研究上、年に1例以上の試みとして行うことは許されるのか、議論が再燃するだろう。

　病気腎移植の問題は、これまで述べてきたように多くの問題を内包している。臨床研究の目的なら、議論を尽くして結論を出す前になしくずし的に試行されることは問題がある。

　ここで一歩論点を変えて、このエッセイの本来の目的である医学の進歩が人間を苦悩させるという観点から筆を進めて結論としよう。

　近代医科学の進歩は腎摘出や腎移植を日常的に行える外科技術と、それに関連する医療上の知識と技術をもたらした。その結果、病気腎移植の問題が生じた。ドナーは廃棄される自分の摘出腎が役立つなら、それを待ち望んでいるレシピエントに移植することに、それほど抵抗は持たないだろう。しかし、レシピエントは迫りくる死を逃れるために病気腎を移植することに同意して、束の間の生存を喜びながら、病気腎の機能の低下のほかに、腎がんの場合にはがんの再発や転移を恐れ、腎動脈瘤の場合には動脈瘤の再発や破裂に怯えなければならない。

　医学は何のためにあるのか。人間はなぜ、生き続けなければならないのか。病気腎移植は根源的問題に直面することとなったのである。

（2010年1月6日　昨年末からの第3次寒波で雪に覆われた野山を見ながら）

追補

　2017年10月19日、厚生労働省の先進医療技術審査部会は、入院費など一部で保険が適用される「先進医療」に条件付きで病気腎移植を承認した。今後、先進医療会議で正式承認される見通しとなった。条件は7センチ以下のがんのある腎臓を摘出した後、腫瘍部分を切除して、別の患者に移植するというものである。

申請したのは徳洲会グループの東京西徳洲会病院（東京都昭島市）である。その計画では、有効性を確認するため42例の移植を実施する予定であるという。21例までに4例が生着しなかった場合には中止する。審査部会は運営面で透明性を確保するため、実施条件として、5例目までは1例ごとに厚労省に症例報告すること、また病院側が設置する移植検討委員会に外部委員の参加を求めた。

　病気腎移植は本文に述べたように、そもそも徳洲会病院グループの宇和島徳洲会病院（愛媛県宇和島市）の万波誠医師らが中心になって行ってきた。しかし、同病院での臓器売買事件が発覚したこと、病気腎を移植する医学的妥当性が問われたのである。

　2017年には日本移植学会が病気腎移植を否定する声明を発表した。また臓器移植法の指針も同年に改訂され、病気腎移植は原則禁止となった。徳洲会病院グループはそのため病気腎移植を中止していたが、2009年に臨床研究の位置付けとして再開した。そして先進医療への承認申請を国に求めたのである。しかし、倫理性と透明性に問題があるとして、これまで認められなかった。今回、「先進医療」として一部保険適用が承認されたのである。これは医療費をめぐる問題や慢性腎不全の患者の要望など、時代の推移がこのような承認に至ったものと思われる。これまでの経緯を図表4に示す。これは、2017年10月20日の読売新聞からの引用である。

図表4　徳洲会グループの病気腎移植を巡る主な経過

年　月	
2006.11	宇和島徳洲会病院などで病気腎移植が行われていたことが発覚
2007.3	日本移植学会などが病気腎移植を否定する非難声明を発表
7	厚生労働省が臓器移植法の運用指針を改定、病気腎移植を原則禁止に
2009.12	病気腎移植を臨床研究として再開
2011.10	病気腎移植の先進医療承認を目指して申請、後に差し戻し
2012.6	先進医療の承認を再申請
2012.8	日本移植学会などが承認反対の声明
	厚労省の専門家組織が不承認
2016.6	先進医療への承認を求めて申請
2017.10	厚労省の専門家組織が条件付きで承認

2017年10月20日の読売新聞からの引用

第10章　心臓移植

　2009年12月28日の読売新聞朝刊の地元欄（富山）には「悠里ちゃん　富大病院出発　医療チーム同行　今日、成田から渡米」という大きな見出しの記事で報道がされていた。

　拡張型心筋症で入退院を繰り返していたこの6歳の女の子は、生まれつきの心筋密度の減少によって次第に心臓が拡張して心不全に陥る状態となっていた。もはや、心臓移植しかこの子の命を助ける方法はないと考えられていた。しかし、日本では2010年1月9日の時点でも子供の心臓移植の可能性はなかった。法的に子供の心臓移植をすることが不可能だったのである。そこで、この子の両親が周囲に訴え、「悠里ちゃんを救う会」が立ち上げられ、募金活動を始めた。

　2009年11月25日の読売新聞の富山欄には「重症心疾患　池田悠里ちゃん　お星様にならないで　移植費協力を　救う会が募金訴え」の見出しで必要な1億4,000万円の募金の協力を呼びかけていた。報道によると、心臓移植はアメリカ・コロンビア大学で行うことになったが、12月10日までに前払いで5,000万円の振り込みが必要であるという。救う会事務局によると、11月27日現在で530万円が集まったという。この11月27日から約1カ月後の12月28日までに1億4,000万円の募金が集まり、12月28日に成田からアメリカへ出発したのである。同行する富山大学の医療チームは医師2人、看

護師1人と報じられていた。渡米したこの子はコロンビア大の移植チームによって検査を受け、移植に適当な大きさのドナーの出現を待つことになる。この間の滞在費、渡航費、手術代などが合計で1億4,000万円必要とされたのである。

　このエッセイを書いている2010年1月9日の時点で、悠里ちゃんのその後の新たな報道はなされていない。ドナーの出現と手術の成功を祈るばかりである。

　医学の進歩が人間を苦悩に陥いれるというこのエッセイのシリーズを書くことを思い立って数カ月が過ぎた。これまで9篇のエッセイを書き上げて、10篇目にこの心臓移植を書くことにした。うろ覚えの記憶では心もとないので、改めて心臓移植の過去と現状を調べている時に、この悠里ちゃんの報道があったのである。その途中で12月になって「国境なき医師団」から、活動の一端の報告と募金を訴える封書が私に届いた。この国境なき医師団の訴えと心臓移植の募金活動とは何の関係もない。しかし、私の心の中でこの両者の訴えが化学反応を起こした。この心の中の化学反応については後に述べる。

　医学の進歩が心臓移植を可能にするまでには、もちろん、多くの医師の努力と医療技術や医薬品の進歩が必要であった。心臓を摘出してほかの生物に移植することを最初に行ったのはアレクシス・カーレル（Alexis Carrel）である。1905年、子犬の心臓を取り出して成犬の頸に血管吻合したのである。カーレルはこの血管吻合術の開発により、後にノーベル賞を

得ている。

1964年になって、アメリカ・ミシシッピー大学のジェームズ・ハーディ（James Hardy）は、チンパンジーの心臓を成人に移植しているが90分で死亡した。

人から人へ心臓移植が行われたのは1967年12月3日のことである。南アフリカ連邦のケープタウンで、クリスチャン・バーナード（Christian Barnard）による人類初の人から人への心臓移植であった。しかし、レシピエントは18日後に死亡した。この時の執刀医の1人は「この移植には人に一番近い形をしたものを使った」と語った。そして、ドナーが黒人女性で、レシピエントが白人男性と判明した時、人種差別と人権の立場から世界的に批判が起こった。この時、バーナードは脳死を確認の上、ドナーの父親の許諾を得て移植を行った、と反論している。ドナーの女性は交通事故による脳死状態で、人工心臓を作動させながら心臓提出を行ったと伝えられている。なお、バーナードは1968年にも心臓移植を行い、レシピエントは19カ月生存している。その後、心臓移植は世界中で行われるようになり、約1年間で約100例の手術件数を数えるようになった。その中に、日本の札幌医科大学の和田教授による日本初の心臓移植があった。1968年8月8日のことである。この和田移植にはドナーの死の確認が明確でないことなどから、問題が全国的に沸騰して批判を浴びた。

そのため日本では、約30年にわたって脳死移植や心臓移

植がタブー視されたのであった。なお、1967年から1968年にかけて行われた100例ほどの心臓移植の手術成績はよくなかった。その原因は、主として免疫抑制剤が未発達で、移植後の感染症と免疫抑制剤の副作用によって、早期に死亡したのであった。それが、1980年代初頭に免疫抑制剤サイクロスポリンが登場して、レシピエントの生存期間が大幅に延長するようになった。それとともに心臓移植も世界的に増加し、1990年代半ばには世界で年間約400例の心臓移植が行われるようになった。その後、2004年以降では年間約3,000例に達して今日に至っている。

　国際心肺移植学会の報告によると、心臓移植のレシピエントの90パーセントは特発性心筋症と虚血性心疾患であるという。術後生存率は1年後約80パーセント、5年後約70パーセント、10年後約50パーセントである。その後の成人の5年生存率は約75パーセントとやや向上している。アジアにおいてはタイ、台湾、韓国がこれまでに数百例の心臓移植を行っている。日本では永い間、脳死と臓器移植に関する国民的コンセンサスが得られず、この間、心臓移植を希望する人は海外に渡って心臓移植を受ける以外に道はなかった。

　日本では1992年になって、脳死と臓器移植に関する臨時調査会の最終答申が出された。それは、「脳死を人の死と概ね認める。脳死からの臓器移植も認める」というものであった。そしてその後、紆余曲折を経て1997年6月に法律が成立したのであった。結局、この法律では「脳死は臓器移植の時

に限って人の死とすること。本人の生前の書面による意思表示と家族の同意があって、臓器移植を認める」というものであった。また、年齢は民法上の解釈から15歳以上にこの法律が適用されるとされた。

1997年10月、臓器移植ネットワークが、脳死者による臓器希望者とレシピエントの登録を開始した。脳死による臓器移植ドナーの第一例は、1999年2月末の高知赤十字病院の例であった。しかし、法律の厳しさと提供施設のしばりなどの制約から、脳死からのドナーは年間5例程度と少なかった。その後、年間約10例と増加したが、2008年5月初めの時点で脳死判定は計67例、うち心臓移植は52例である。このうち死亡は2例、5年以上の生存率は90パーセントである。心臓移植実施施設は当初、3施設に認められたが、その後4施設が追加されている。

なお、日本での心臓移植の特徴は、90パーセントが補助人工心臓を作動させながら行われること、待機期間が700日以上と長期間であることである。

その後、2009年6月に衆議院で臓器移植法改正案が可決された。この改正案は、①家族の判定拒否権を認めた上で、脳死を人の死とする。②本人が生前、拒否していなければ、家族の同意で0歳から脳死判定できる、というものであった。その後、参議院でもこの法案が可決され、2010年7月に施行されることになった。従来の法律よりは規制が緩やかであるので、脳死判定例と脳死からの心臓移植は、これまでより増

加すると見込まれている。

　しかし、脳死判定と臓器移植に関して、当初から2010年1月時点まで繰り返されてきた議論は、心臓が動いているのにそれを取り出して、ほかの人に移植することに対する抵抗感である。それは日本の伝統的感情と仏教の影響があると思われる。この点については、「脳死」についての項目で少し詳しく述べようと思う。ここでは別の観点で心臓移植を考えてみよう。それは、生命のトリアージという観点から心臓移植を考えるということである。コスト・パフォーマンスといってもよい。

　この文章を書き続けている途中で、2日間中断した。2010年1月12日の読売新聞の朝刊に、意見広告が掲載されていた。幼子を抱きかかえたザンビアの少女の写真とともに、「1日あたり150円、ペットボトル1本分のお金で救える命がある」として、貧困、紛争、エイズなどによる世界の子供たちの救済を訴えていた。チャイルドスポンサーシップからの呼びかけであった。この子たち2人が20歳になるまで20年と10年として、30年間の援助額は1カ月4,500円として1年間5万4,000円、30年間で162万円である。こうした2人の子供の命を助けるのに、合計30年間で162万円のお金があれば可能ということだ。富山の6歳の女児の心臓移植に必要なお金は1億4,000万円である。1億4,000万円あれば、こうした子供のペアを86組、合計172人救うことができる計算である。

　また、2009年12月に私に届けられた国境なき医師団の資

料によると、「1,500円で子供たちの栄養を迅速に把握するための命の腕輪を40個用意できます。3,000円で170人の子供に麻疹の予防接種が行えます。現在でも麻疹によって、年間20万人近くの幼い命が奪われています。5,000円で100人にマラリア感染の検査を行うことができます」という。

　マラリアは毎年5億人が感染し、100万人以上が死に至る病気である。さらには「10,000円で栄養失調児たちに300食の栄養治療食を提供できます。世界では毎年、数百万人の子供たちが5歳までに亡くなっています。30,000円で紛争や災害で怪我や火傷を負った人々の治療のために、医療用包帯を150セット用意できます」

　そう記載して募金を訴えていたのである。

　1人の女児の命を救うために1億4,000万円要することと、数十人あるいは数百人あるいは数千人の命を救うのと、どちらが価値があるのであろう。限られた資源の公平な分配は、このような金の分配にはあてはまらないのであろうか。誰がこの命のトリアージの構成で公平さを采配するのであろうか。

　また、心臓移植の場合には、移植を待つレシピエントは他者が脳死になることを望むことになる。これは人道上、倫理上、正当化できる心なのであろうか。まして、経済的に豊かな者のみが移植を優先的に受けられるとしたら、そういう社会は道徳的に腐敗しているとしか考えられない。ここでも医学の進歩が心臓移植を可能にし、レシピエントのみならず、ドナーと、その家族やそれを包含する社会をも苦悩させるこ

とになったのである。

　2008年9月、アメリカ金融資本主義が崩壊しかかった後でも、ハゲタカファンドや金融家たちは投資会社の目先の利益を求め、短期的利益を計上すると数億円、あるいは数十億円のボーナスを要求して恥じることはなかった。こうした社会における移植や医療は、改めて根幹から考え直す時代に入ったといえるだろう。

　(2010年1月12日　午後　みぞれの降る寒い日　田畑の残雪は少なくなったが、なお、20センチはある。富山の近郊で)

第11章　子宮頚がんワクチン問題

　2013年4月、日本でも子宮頚がんワクチンが予防接種法に基づいて定期接種に加えられた。対象は小学6年生から高校1年性の女子である。ところが、接種後原因不明の慢性的な痛みや手足の震えが起きる患者が少なからず出た。そのため同年6月に厚生労働省（厚労省）は同ワクチンの接種を勧めることを中断した。この予想外の子宮頚がんワクチン問題を考えてみよう。

　ここでは次の3つについて述べる。

1．子宮頚がんについて

2．子宮頚がん予防ワクチンについて

3．子宮頚がん予防ワクチンの副反応（副作用）

1．子宮頚がんについて

　子宮頚がんとは子宮の頚部に生じるがんのことである。子宮頚部とは膣に連なる子宮の入り口の部分で、頚部の上は子宮体部である。子宮がん全体の約70パーセントが子宮頚がんである。日本では年間約15,000人が罹患し、約3,000人が死亡している。発症のピークは以前は50歳代であったが最近は若年化傾向が強く30歳代後半にピークがある。20歳代の若い女性の発症も最近は増えている。女性のがんの中では乳がんに次いで子宮頚がんが多い。

　この子宮頸がんの原因は不明のものもあるが、かなりの高率でヒトパピローマウイルス（HPV,human papilloma virus, ヒト乳頭腫ウイルス）の持続的感染が関与していると考えられている。

　HPVは現在100種類以上が知られているが、そのうちヒトの子宮頸がんに関与していると考えられているのは約15種類である。

　なお、この子宮頸がんに関与するHPVは性交渉によって感染するもので、性交渉経験前に予防ワクチンを接種すると感染が予防される。子宮頸がんは組織学的には扁平上皮がん（約80パーセント）、腺がん（約15パーセント）、腺扁平上皮がんなど（約5パーセント）からなっている。子宮頸がんの主症状は不正性器出血であるが、腺がんでは水様帯下をみることもある。しかし、初期には全く無症状である。だが、進行すると不正出血、帯下のほか、性行為の際の出血、下腹部痛などが出てくる。子宮頸部は外部から観察されやすく、検診により早期からがんの発見をすることができる。そこで子宮頸がんの定期的検診が推奨されているのである。

　子宮頸がん検診はスクリーニングとしては子宮頸部を綿棒でこすって細胞を集めて顕微鏡でがん細胞があるか検査する。これを細胞診という。20歳以上になったら2年に1回くらいこの検査を受ければ初期にがんが発見されるので推奨されているのである。もし細胞診で異形細胞やがん細胞、ないしその疑いが出た場合は、専門医により、より多くの部位の生検

を行って組織検査をする。その結果がんと判明したら、がんの進行度と転移を確認（CT、MRI、内視鏡など）して、その病期に応じた治療（主に手術、放射線療法、化学療法）を行う。異形成や上皮内がんの場合は、レーザー照射や子宮頚部の円錐型切除により子宮を温存することも可能である。

２．子宮頚がん予防ワクチン

　前項1.子宮頚がんの原因のところで触れたように、HPVの持続的感染が子宮頚がんを起こすことに関与していることから、HPVに感染する前にワクチンで感染予防することが重要であるので、性交渉をする前の小学6年生から高校1年生までの女子にワクチンを接種するのである。

　日本では2009年（平成21年）12月にワクチンが承認され、グラクソスミスワクチン社から「サーバリックス」が販売された。また2011年8月にはMDSが「ガーダシル」を発売した。いずれも生ワクチン（弱毒性ウイルス）ではないので接種によって感染（病気）を起こすことはない。ただ、サーバリックスはHPVのうちハイリスクの16型と18型の感染予防に有効である。ガーダシルは16型、18型に加えてローリスク型の6型、11型の4種類のHPVを予防する。なお6型、11型は性感染症の一種として知られている陰茎や大小陰唇に発生する尖形（圭）コンジロームを引き起こすHPVでもある。なお日本人の子宮頚がんの約60パーセントは16型と18型の感染によって引き起こされるといわれる。世界保健機関

（WHO）もこれらのワクチンの接種を推奨している。こうした流れにより、日本では2013年4月から公費で定期接種できるようになった。接種は6カ月の間に計3回の接種が必要である。

3．子宮頚がん予防ワクチンの副反応（副作用）

　2013年4月から公費による定期接種が開始され、2013年の5月末までの約2カ月間に延べ約25万人が接種を受けた。このうち重い副反応が143件報告されたのである。そのため2013年6月には子宮頚がんワクチンの積極的な接種の推奨を中止して今日に至っている。

　そこでこのワクチン接種の副反応について考えてみよう。まず（1）一般的なワクチンや薬物の副反応について述べ、次いで（2）子宮頚がんワクチンの副反応について、（3）特に今日問題になった重い副反応について考えてみる。

（1）一般的なワクチンや薬物の副反応

　一般に薬物（含むワクチン）は、目的の臓器や組織などの対象に働く主薬理作用を治療に用いるために使用される。しかし、ほとんどの薬物には副反応（副作用や中毒作用）がある。副反応の種類は様々である。主要なものは①適量でない投与によるもの、②主薬理作用であるが意図せぬ薬理作用により生じる副反応、③主薬理作用でない意図せぬ薬理作用によるもの、④主薬理作用以外の注射やそれに伴う肉体的精神

的反応によるもの、⑤原因不明の注射後の慢性疼痛や手足の震えなどがある。

①適量でない薬物投与による副反応

　これには様々なものがある。例示すればきりがないが、一般的によく知られている例を挙げる。

　糖尿病の際に血中の高血糖を下げる目的でインスリンは日常的に使用されているが、インスリンの量が多いか、注射後に食事をとらずに血糖が予想以上に低下した場合は低血糖状態となり、適当な処置を行わなければ時には死に至るのである。また心内血栓や脳梗塞時の血栓を溶解する抗凝血薬のワーファリンも日常的に使用されているが、過剰投与によって脳内出血などの出血が起こる。

②主薬理作用であるが意図せぬ薬理作用により生じる副反応

　これにもいろいろあるが、日常的にしばしばみられるものに鎮痛・解熱剤がある。鎮痛・解熱作用が主薬理作用の鎮痛・解熱剤で最も問題となるのは胃腸障害である。それはこれらの薬剤により胃においてプロスタグランディン生成抑制により胃液分泌亢進と粘液分泌抑制が生じるからである。つい最近も全身疼痛を訴える93歳の老女が、痛みの訴えに応じて約2年間も鎮痛剤を漫然と投与され続けて、多発性の胃潰瘍と大腸の広汎なビランが起こり、私の病院に転院してきた。このような鎮痛・解熱剤の長期投与は薬剤の副反応の典

型例の一つである。

③主薬理作用でない薬理作用による副反応

　これにも様々なものがある。最もよく知られているものは抗がん剤である。がんという生命の危機的状態に対して使用される抗がん剤はがん治療という目的以外の副反応が生じても使用を避けることができない場合がある。抗がん剤の種類や量にもよるが、脱毛などは抗がん剤の主薬理作用に関与するが、食欲不振、嘔気・嘔吐、下痢、下血など様々な副反応が生じることは少なくない。場合によってはこれらの副反応が生命の存続を危ふくすることもある。そのため、いったん抗がん剤の投与を中止しなければならないことも少なくない。

④主薬理作用以外の注射やそれに伴う肉体的・精神的反応による副反応（副作用）

　これは注射針や薬液の注入に伴う痛み、薬液中の溶媒などの化学物質などによる発赤、発熱、蕁麻疹、時にはアレルギー反応やアナフィラキシーまで起きることがある。これらの原因は注射による痛みや薬液中の化学物質による反応のほかに、これらの身体的疼痛や精神的不安や恐怖による副次的な患者側の特異反応の場合もある。そのためワクチンと副反応との因果関係は不明確なことも少なくない。ワクチンなどの注射による副反応には以上のように様々なものがある。整理してみると次のようになる。

ⅰ）注射針の刺入による痛み

　これは注射針が皮膚や神経を傷害することによるものである。

ⅱ）ワクチンなど薬液注入による痛み

　これは薬液中の液体や化学物質によって引き起こされる組織障害やそれに付随する炎症による注射部位疼痛、腫脹、発赤などである。

ⅲ）薬液中の化学物質によるアレルギー反応による副反応

　これには蕁麻疹や痙攣などのアレルギー反応、時には呼吸困難や嘔吐、失神、血圧低下などのアナフィラキシーに陥ることもある。

⑤原因不明の注射後の慢性疼痛や手足の震え

　これは今回の子宮頸がんワクチン接種後に最も問題になった副反応である。これは2014年の時点で原因不明である。厚生労働省（厚労省）の研究班の見解は、ⅰ）接種時の痛み、ⅱ）思春期特有のストレスなどが関与しているというものである。これに対して、子宮頸がんワクチン接種時の痛みは強いが、それが心的外傷ストレス障害のように精神的な影響を与えた可能性や思春期特有の集団ヒステリーのようなものではなく、ワクチンそのものに含まれる有害物質によるアレルギーや脳脊髄膜炎が原因ではないかとする意見もある。

　なお、その後のWHOをはじめ、各国各種学術団体や厚労省などの調査や見解についてはこの章の追補で詳しく述べる。

（2014年4月15日、午後。富山県婦中町の病院で。各願寺の桜は散り始め、コブシの花も盛りを過ぎた春の午後）

追補　子宮頚がんワクチン問題

１．子宮頚がん予防ワクチン副反応のその後の経過

　2013年4月に予防接種法に基づいて定期接種が始まって2カ月の間に副反応による被害者が続出し、マスコミはこれを大きく取り上げた。同年6月、厚労省は同ワクチンの積極的接種推奨を中止した。2014年1月、厚労省の有識者検討会は接種後の症状の原因を「心身の反応」と結論した。2015年9月には同省被害者の救済を進める方針を表明。2016年7月27日、被害を訴える64人が製薬会社を相手どって集団訴訟した。その後も被害者は増し、2017年3月中旬現在、提訴している原告は日本全国で4地域119人である。

　一方、子宮頚がん予防ワクチンの接種率は、積極的接種推奨前後は70～80パーセントであったが、積極的推奨中止後は1パーセント以下となった。厚労省によると、2014年1月までに接種した約338万人のうち、副反応の症状が出たと報告された人は2,584（0.08パーセント）であった。このうち発症日などが把握できた人は1,739人で、186人が未回答であった。主要症状は、①体の痛み、②倦怠感、③歩行障害、④けいれん、⑤認知機能の低下、などであった。

2．WHOの声明

　2013年7月5日、世界保健機構（WHO）は、日本が報告する慢性疼痛の症例と、同様の徴候を示す症例は他国では認められないことから、2013年時点ではHPVワクチンが原因とする根拠は乏しいと公式に声明した。また、2014年3月、日本の複合性局所疼痛症候群（CRPS）について2013年に検討した結果、因果関係は認められなかったと発表した。2015年12月には日本だけが接種の勧告を中止していることを名指しで批判し、若い女性を本来なら避けられるはずのHPVの脅威にさらしている、「薄弱な根拠」に基づく政策決定は安全で効果的なワクチン使用を妨げ、結果として真の被害を招き得ると、厳しい見解を示した。

3．日本国内の反応

　日本国内で報告されている有害事象について、日本の専門部会でも関連性を否定している。ワクチン接種推奨について合意に至っていないとして、国として科学的なエビデンスに従った判断を行い、予防接種計画を遂行する必要性を強調した。また日本小児科学会理事は「恥ずかしい限り」と語り、日本産科婦人科学会理事も2015年のWHOの声明は日本への呼びかけだと理解を示した。

4．副作用、副反応など用語の定義
（1）副作用の定義

　副作用とは薬剤が目的以外の作用を示すこと。

（2）副反応の定義

　副反応とは予防接種が原因の目的以外の生体反応をいう。

（3）有害事象の定義

　原因が何であれ、投薬や予防接種の後に起こる、体にとって有害な事象や出来事のことである。この有害事象は例えば予防接種後に風邪をひいて発熱があった場合でも、その発熱は予防接種の有害事象となり、いろいろな事象が「紛れ込み」となる可能性がある。例えば接種後に風邪をひいて発熱した場合でも、その熱が風邪によるものと特定されていない場合は有害事象となり、副反応とされる可能性があるのである。

　そこで副反応についてはワクチン接種をした人と接種をしなかった人とで、副反応の発症率に差があるか否かが確認される必要がある。

５．副反応、有害事象の種類

（1）急性期反応

　頻度が20パーセント以上と比較的高いもの。局所の疼痛、発赤、腫脹、全身性の疲労、筋痛、頭痛、悪心・嘔吐・下痢・腹痛などの胃腸症状、関節痛などがある。頻度が20パーセント以下と比較的低い副反応としては、発疹、発熱、蕁麻疹などがある（サーバリックスの国内報告）。

　また、接種後、注射による心因性の反応を含む血管迷走神

経反応性失神がみられることがある。失神による転倒を防ぐため接種後30分は安静にして経過をみる必要がある。

（2）重大な副反応

　ギラン・バレー症候群の発症率に関しては、フランスの医薬品当局の200万人の若い女性を対象とした大規模調査で接種後3カ月以内ではやや増加するとされたが、その頻度は10万人に1人程度である。一方、ほとんど差を認めないという臨床報告もある。

　日本での薬害騒動で追加調査を行った欧州医薬品庁の結果でも、接種の有無に差はなかった。

（3）死亡例

　死亡例は報告されているが、ワクチン接種との因果関係は証明されていない。

《アメリカでの死亡報告例》

　アメリカ食品医薬品局（FDA）とアメリカ疾病予防管理センター（CDC）の発表によればメルク社の「ガーダシル」を摂取した2300万例のうち、接種後32例が死亡報告されている。死因は糖尿病性ケトアシドーシス2例、薬物乱用1例、若年型筋萎縮性側索硬化症（ALS）1例、髄膜脳炎1例、肺塞栓3例、循環器関連疾患6例、インフルエンザ菌による敗血症1例、痙攣発作2例など様々であるが、接種と因果関係のあるものはなかった。

《日本での死亡報告例》

　2011年に14歳の女子中学生がサーバリックス接種22日後に死亡したと厚労省専門調査会で報告された。しかし、この中学生は心臓の持病（心室頻拍発作）を有し、死亡原因は致死性不整脈と診断されている。このためこの事例も死因と接種との因果関係はないとされた。

6．そのほかの問題

（1）抗原性補強剤について

　ワクチンの効果を高めるため、添加されるアジュバンドと呼ばれる抗原性補強剤を問題とする意見もある。アジュバンドには水酸化アルミニウムやアルミニウム、ヒドロキホスフェイト硫酸塩がある。これらのアルミニウム化合物による障害の報告も実際あるが、これはHPVワクチンに限らず、インフルエンザワクチンなど多くのほかのワクチンでも添加されており、HPVワクチンの障害のような副反応は起きていないと結論が出されている。

（2）遺伝子の問題

　2016年3月に行われた厚労省研究班の調査によると、信州大学と鹿児島大学の共同研究グループが、脳機能障害が起きた患者の8割弱で免疫システムに関わる遺伝子が同じ型であったと報告した。遺伝子に関しての詳細は省略するが、この報告からワクチンの成分と症状との因果関係は不明だが、

接種前に血液検査を行って遺伝子を調べることが有益だと発表した。しかし、この研究グループの研究には多くの不正と不備が指摘され、研究班の班長の信州大の教授は医学部長と教授の職を辞することとなった。

7．日本国内の副反応問題

　厚労省の報告によると2010年1月から2013年3月までに医療機関に報告された副反応は計1,196件で、そのうち106件は障害が残るなどの重篤なケースであった。症例の詳細は省略するが、接種当日から81日後など発症の出現は様々で、歩行障害が続く例や記憶障害が残るなど症状も様々である。このため厚労省は2013年6月からワクチン接種の積極的推奨を中断したことは前述した通りである。

8．HANS（ハンス）の提唱

　2014年、東京医科大学医学総合研究所の西岡久らはこれらの症候群をまとめてHANS（ハンス、子宮頸がんワクチン関連神経免疫異常症候群）という概念を提唱した。HANSは接種から発症までの時間を問わず、症状も痛み、疲労感、精神神経症状、髄液異常など全て含んでいる。そしてその原因はアジュバンドとして使用されているアルミニウム化合物によるとし、アルミニウム化合物により脳内のミクログリアが活性化するためだとしている。しかし、これらは全て仮説で何のデータの裏付けもなされてはいない。

９．心因性疾患であるとする意見

　HPVワクチン導入前から脳内神経に異常がなくても、脳や神経の働きに異常が生じる「身体表現性障害」という疾患が知られている。アメリカの精神医学会発行の『精神障害の診断と統計マニュアル』の第4版は1994年であり、HPVワクチン以前の発行であるが、「身体表現性障害」という概念が掲載されている。

　これはHANSの症状と重複が多く、HPVワクチン導入前からこうした疾患が存在していたことが分かる。また、「不変性局所疼痛症候群」「慢性疲労症候群」に罹患した子供はHPVワクチンとは無関係に多くみられ、小児科医や精神科医は診療しているとされる。また、てんかん発作に似た発作を示す子供たちのうち、てんかん専門外来を受診している患者の20パーセントは心因性反応によるもので、発作は偽発作であるとされる。これらの患者はてんかん特有の脳波異常がないことから明らかである。

10.　諸団体の見解

（1）2014年1月20日、厚労省の厚生科学審議会の予防接種・ワクチン分科会副反応検討部会と、薬事・食品衛生審議会（医薬品等安全対策部会安全対策調査会）が合同会議を開き、HPVワクチンの副反応に関する論点整理を行い、同ワクチンの接種後にきたした広汎な疼痛または運動障害は、「心身の反応により惹起された症状が慢性化したものと考え

られる」と結論付けた。

（2）学術団体の見解

　2015年8月29日、日本産科婦人科学会は、同年8月19日に日本医師会が発行した『HPVワクチン接種後に生じた症状に対する診療の手引き』をもとに、47都道府県に協力医療機関を設置し、HPVワクチン接種後の症状に対する診療体制を整え、接種希望者がより安心してワクチン接種を受けられるよう診療環境が整ってきたことを指摘した。

　また日本においてみられるような慢性疼痛などの様々な症状は、ワクチン接種とは関係なく発症することもあり、WHOが日本の状況を危惧する声明を発信していることなど諸般の状況を鑑みて、「子宮頚がん予防ワクチン（HPVワクチン）接種の推奨再開を求める声明」を発表した。また日本だけが子宮頚がん予防に遅れをとり、子宮頚がんの罹患率の高い国になってしまう恐れを懸念している。

　2016年4月、日本小児科学会など国内17の学術団体は、子宮頚がん予防ワクチンを積極的に推奨するとする声明を発表した。既に世界130カ国で使用されているが、障害を残す副反応は0.002パーセントに過ぎず、ヨーロッパでの調査でもワクチン接種群と非接種群とで副反応とされる症状の発生頻度は差が見られないことを根拠にして、これ以上の積極的推奨の中止の継続は「極めて憂慮すべき事態だ」とした。

　2016年8月、日本医学会会長、日本産科婦人科学会会長ら

学術経験者の有志が厚労省健康局長に書簡を提出した。書簡には「EUROGIN（ヨーロッパ生殖器感染および腫瘍に関する専門家研究会議）2016」に参加した世界50カ国以上1,341人の研究者の署名が添えられ、「日本で問題になっている諸症状はHPVワクチンとの因果関係が認められておらず、日本の不適切な政策決定が世界中に与えている悪影響をご承知されるべきである」という世界中の研究者の苦言が伝えられた。

（3）WHOの見解

　日本で懸念されている「複合性局所疼痛症候群（CRPS）」や「体位性頻脈症候群（POTS）」、「慢性疲労症候群（CFS）」については原因が不明であり、診断基準や症候群の定義付けが不明確なことを考慮に入れても、これらとワクチン接種を関連づけるエビデンスはないとし、関連性を否定している。2014年から一部の日本人医師が提唱している「HANS（＝ハンス、子宮頚がんワクチン関連神経免疫異常症候群）」なる疾患については、「エビデンスが薄弱」と一蹴した。

（4）救済制度とその問題点

　HPVワクチン接種後の体調不良に対して、日本政府は任意接種であることなどを理由に補償には応じていない。しかし2013年4月に東京都杉並区の議会で議題として取り上げられた後、補償に応じない自治体として被害者団体により非難を受け、マスコミによる激しい取材も受けたため、杉並区で

は被害者とされる接種者に補償を行うことを決定した。この
ことを日本国民は「自治体が誤りを認めた」と認識してしま
い、HPVワクチンに対する反感の転換点となってしまった。
その結果、HPVワクチンを過去に接種していれば医療費が
無料になるという噂が広まり、それらしい症状が少しでもあ
れば「ワクチンとの関連性を疑うと診断書を書いてほしい」
という求めが首都圏を中心に増える現象が報告されている。

11. 副反応・有害事象の日米比較

　2014年5月16日に開催された「第1回厚生科学審議会予防
接種・ワクチン分科会副反応検討部会」では、以下が報告さ
れた（図表5）。

・日本の副反応報告頻度を、重篤でもないものも含めて比較
　した場合、アメリカの方が報告頻度は高い。
・一方、重篤とされた副反応についての報告頻度は、日本の
　方が高い（医療機関からの報告のうち重篤なものと、製造
　販売業者からの合計。両者の重複がある）。
・重篤な副反応の内訳としては、局所反応、過敏症反応、失
　神などの占める割合が高い（本来「重篤な副反応」とは、
　死亡、障害、それらにつながる恐れのあるもの、入院相当
　以上のものが報告対象とされているが、重篤でないのに
　「重篤」として報告されるケースがある。規則上それらは
　そのまま集計されている）。

図表5　ヒトパピローマウイルスワクチン
　　　　HPVワクチン10万接種あたりの副反応　日米比較

副反応	日本 （2価、4価）	米国 （4価）
全ての報告	23.2	53.9
重篤な報告	10.4	3.3
その他、個別の副反応の例		
局所反応（疼痛、硬結等）	1.1　（12）	0.2　（5）
蕁麻疹	0.3　（3）	0.1　（3）
失神、めまい、嘔気	3.2　（62）	1.3　（40）
過敏症反応（蕁麻疹、アナフィラキシー様反応）	0.4　（12）	0.2　（6）
アナフィラキシー	0.2　（2）	0.03　（1）
ギラン・バレー症候群	0.07　（0.7）	0.1　（4）
横断性脊髄炎	0　（0）	0.04　（1）
静脈血栓症	0　（0）	0.2　（5）
死亡	0.01　（0.1）	0.1　（4）
ワクチン接種数合計	約830万	約2300万

・（　）内は報告に占めるパーセント
・タイトルは副反応だが、日米ともに有害事象の報告集計であることに注意。
・日本の「重篤な副反応」数は、医療機関からの報告のうち重篤なものと、製
　造販売業者からの全報告を合算したもので、両者の重複報告を含む。
"平成24年度第7回医薬品等安全対策部会安全対策調査会、第3回子宮頸がん
等ワクチン予防接種後副反応検討会（http://mhlw.go.jp/stf/shingi/2r9852000
002x5rx.html）" 厚生労働省. 2014年8月31日閲覧。
"Polistlicensure Safety Surveillance for Quadrivarent Human Papillomavirus
Recombinant Vaccine（http://jama.jamanetwork.com/article.aspx?article
id=184421）" JAMA. 2014年8月31日閲覧

〈参考文献〉

「平成24年度第7回医薬品等安全対策部会安全対策調査会、
第3回子宮頸がん等ワクチン予防接種後副反応検討会」

（http://mhlw.go.jp/stf/shingi/2r9852000002x5rx.html）　厚生労働省.2014年8月31日閲覧

「Recombinant Vaccine」

（http://jama.jamanetwork.com/article.aspx?article id=184421）JAMA.2014年8月31日閲覧

12. 日本のマスコミへの批判

・医師であり、ジャーナリストである村中璃子は、「センセーショナルな発言でメディアに露出したがる専門家や圧力団体の主張に大きく紙面を割く一方で、日本だけが名指しで非難された国際声明を一切取り上げないというメディアの在り方は、ガラパゴス化した日本のジャーナリズムであり嘆かわしい」と語った。また専門家である医師や学会の見解を信用ならないとし、名古屋市という行政側が実施した調査も、論理的根拠も明示せず調査方法が疑問であるとする専門家や団体の主張を大きく取り上げる朝日新聞などを非難した。

・元ユニセフのワクチン接種グローバルコミュニケーション部門の責任者で、ロンドン大学熱帯医学研究所のハイジ・ラーソン教授は、「海外から日本での騒ぎを2年ほど見守ってきたが日本で最も驚くのは、政府も学会も薬害を否定する中で主要なマスコミがこぞって子宮頸がんワクチンの危険性を吹聴することだ。このようなメディアは世界中には例外中の例外で特異である」として日本のマスコミを

非難した。日本のマスコミの騒ぎがデンマークに飛び火して一部の研究者が薬害説を唱え始めるまでの事態にもなったし、欧州医薬品庁（EMA）も独自に調査をすることになったと語った（結果は因果関係を改めて否定）。

・産婦人科医らでつくる団体「HPV JAPAN」は2015年3月31日、「HPVワクチンの不安のみをあおる報道は日本の将来に大きな禍根を残す」などとする声明を発表した。国内外での臨床研究によって、有害事象とワクチンとの因果関係が否定されているのに、これらがワクチンによる被害であると煽る報道記事やテレビ番組に対して警鐘を鳴らした。

・東京大学の坂村健教授は、「事態がわからない時に、非常ベルを鳴らすのはマスコミの立派な役割。しかし、状況が見えてきたら解除のアナウンスを同じボリュームで流すべきだ」として、毎日新聞の紙面上で報道の在り方について意見を示した。

13. 被害者の会

・2013年3月25日、「全国子宮頚がんワクチン被害者連絡会」が設立されている。現在、神奈川・埼玉・群馬・千葉・北海道・愛知・大阪・鹿児島・熊本の9支部が存在する。国に予防接種中止や副反応患者の救済などを求めている。また厚生労働省への法的責任の確認や、国内での疫学調査の実施を請求している。

・2016年3月30日、「HPVワクチン薬害訴訟全国弁護団」が

結成され、半身麻痺などが残った女性らが実名を公表して、国とグラクソ・スミスクライン社、MSD社に損害賠償を求める集団提訴を行うことを発表した。

14. 特記事項

・ナショナル・ワクチン情報センター（NVIC：反ワクチンを掲げるアメリカの民間団体）は、2011年5月5日現在、全世界でHPVワクチン（ガーダシルおよびサーバリックス）接種後1年以内に94件の死亡事例と、21,722件の副作用の事例があったと主張している。

・民主党のはたともこは、HPVワクチンを接種しなくても、検診を怠らないことで子宮頸がんに対応できるとして、HPVワクチンの集団接種はワクチン接種のリスクにさらすだけの行為で、自治体が高額な予算をつけて推奨するような話ではないとして反対している。

・開発途上国では、革新的なGAVIアライアンスに協力して、先進国で100ドル以上のHPVワクチンを、4.5ドルで供給している。

・ワクチンによる同様の話題は過去にも知られている。有名なものはMMR（はしか、流行性耳下腺炎・風疹）ワクチンで、1998年にある論文が接種によって自閉症になるとして発表され懸念が広まった。接種の差し控えが広がったために、麻疹に感染する子供が増加し問題となった。MMRワクチンによって自閉症になったとして訴訟も起こったが、

巨額の費用を投入して実施された調査ではMMRワクチンと自閉症には因果関係が認められなかった。結局きっかけとなった論文が捏造であることが発覚し、2010年に論文は撤回され、発表を行った医師は医師免許を剥奪された。世間が論文にだまされたのは、自閉症という疾患が当時それほど認知されていなかったことが原因とされる。

・2014年2月25日、子宮頚がんワクチン副反応に警鐘を鳴らす医学者・研究者グループの主催で、「日本臨床ウイルス学会2月25日─ 子宮頚がんワクチンの重篤副反応に関する国際シンポジウム」が行われた。翌日に開かれる「平成25年度第8回厚生科学審議会予防接種・ワクチン分科会副反応検討部会、平成25年度第9回薬事・食品衛生審議会（医薬品等安全対策部会安全対策調査会）」（http://www.mhlw.go.jp/stf/shingi/0000037751.html）に向けての行動であった。シンポジウムに司会兼通訳として参加していた共同通信社国際部の記者が、取材過程で医療関係者から入手した約140人の患者の個人情報を、シンポジウムに関わる知人の研究者や国会議員に無断で渡し、その情報がシンポジウムの場で利用された。また、記者は会社の許可を得ずに社名を名乗って司会などを務め、主催者側の意図に沿った発言をしていた。共同通信社は記者を諭旨解雇とし、上司の国際局長ら2人も管理監督責任を問い減給とした。記者による患者情報漏洩が報道された後、しばらくして日本臨床ウイルス学会のページから、「子宮頚がんワクチン

の重篤副反応に関する国際シンポジウム」に関するページ
が削除された。内容は「Independent Web Journal」のサ
イトなどにより確認できる。また、学会誌『臨床とウイル
ス』に掲載予定とされていた「総説　子宮頸がんワクチ
ン」も削除された。掲載予定の学会誌（第41-5号）は、
学会のサイトからは確認できないが、商用サイトで確認す
ることができる（ただし、「総説　子宮頸がんワクチン」
などは掲載されていない）。現在の日本臨床ウイルス学会
の事務局、雑誌発行所および学会サイトは2015年6月総会
後に閉鎖された。

15.　引用について

　このHPVワクチン問題の追補のうち、3〜14の大部分は
フリー百科事典、ウィキペディア「wikipedia」（2017）から
の引用である。一部省略した部分もあるが、加筆や訂正は
行っていない。その理由は追補執筆にあたり、多くの文献や
報道を参考にして資料を集めていて、このフリー百科事典
ウィキペディアに優るものがなかったからである。記事は公
平、公正に記載されていて文献引用も適切である。そのため
心ならずもこのウィキペディアの引用を行うことにした。引
用文献は一部そのまま引用したが、大部分は割愛した。文献
についてはウィキペディアにあたっていただきたい。

16.　追補の総括

（1）2013年6月14日厚労省は、接種後の副反応を示す患者の訴えをセンセーショナルに取り上げた報道と世論に配慮して、HPVワクチン接種の積極的推奨を中止とした。しかし、ワクチン接種と副反応の因果関係には医学的、統計的根拠がないため、定期接種としての公共接種は継続するとした。しかし、これにより接種を受ける人は激減し、数パーセント以下となって今日に至っている。

（2）この厚労省の政策転換に対して、WHOをはじめ、世界各国の調査団や日本の学術団体が調査を重ね、いずれも接種と副反応との因果関係はないことを発表した。だが日本のマスコミはこれらの報告をきちんと報道することなく、副反応に悩む患者を繰り返し報道し、こうした患者に寄り添うと称す医師や医師団の意見と診療を詳細に報じた。こうして、WHOや先進諸国および日本学術団体の批判にもかかわらず、厚労省は積極的接種推奨の中止の方針を転換することなく2017年9月15日現在に至った。

17.　今後の予測

（1）子宮頸がん患者数の予測

　日本ではこれまで年間約9,800人が子宮頸がんと診断され、2,700人が死亡している（2008年と2010年の統計）。HPVワクチンによる子宮頸がんの罹患率と死亡率は日本での統計は

ないが、アメリカでの調査では70〜80パーセント減少の効果があるとされる。これを日本でもそのままあてはまるか厳密には不明であるが、仮に70パーセント減少とすると年間患者数は約3,000人、死亡数は約900人弱となる。つまり、年間約7,000人の患者発生が減少し、約2,000人の死亡が減少すると推測される。なお、HPVの罹患により子宮頸がんが発生するまでの期間は異形成発症が5年、子宮頸がん発生までが10年以上、平均20年とされている。従って日本でHPVワクチンの積極的推奨中止となった2013年6月からまだ日が浅いため、子宮頸部の異形成や子宮頸がんの患者の発生頻度や死亡はこれまで変化はない。しかし、今後数年で異形成発生の患者が増加し、十数年後には子宮頸がん患者が激増する可能性がある。当然それにより死亡数も激増することが予測される。

(2) 厚労省の政策転換

　今後、厚労省がHPVワクチン接種の積極的推奨中止をやめて再び積極的推奨に転じる可能性は現在のところ少ない。なぜならWHOをはじめ各種学術団体の調査結果から副反応と接種との因果関係がないことを厚労省も認めていて、マスコミや患者周囲の声におされて積極的推奨を中止にしたからである。積極的推奨に変換するのは、マスコミの対応とそれによる世論の変化に期待するしかないと思われる。数年から十数年後に子宮頸がん患者が増加していた時、マスコミはこ

れを取り上げざるを得ず、世論もそれとともに変化すると思われるからである。

（3）責任問題

年間子宮頚がん患者が7,000人増加し2,000人ほどが死亡する現実に直面する時、患者や死亡者は誰にその責任を訴えるのか。

厚労省は積極的には推奨しなかったが、無償で希望者はHPVワクチンを受けられたのだから、その選択をした患者とその家族に責任があるというだろう。マスコミは少数者の患者の言い分と現実を問題提起したのであった。HPVワクチン接種の危険性を訴えたのではないと言い訳するだろう。ワクチン接種対象者はリスクのあるワクチン接種を回避したのは厚労省とマスコミの誘導によるというだろう。21世紀初頭に生じた医学的先進国と称する日本の過ちは後世がどのように判断し、どのように責任の決着をつけるだろう。

（2017年7月16日）

第12章　出生前診断

出生前診断

―あなたの選択は？―

　2013年ににわかに社会的に注目を浴び、多くの議論が行われた医療・医学界の問題の一つは出生前診断についてであった。出生前診断はこれまでも行われ、胎児の異常の診断と治療に役立ってきた。今度脚光を浴びた出生前診断は新型出生前診断ともいわれるもので、妊婦の血液中に含まれる微量の胎児の遺伝子を検出して、ダウン症などの染色体異常を出生前に診断する技術、およびその方法をいう。

１．出生前染色体診断

　この出生前染色体診断は2010年にアメリカで開発された。妊娠10週頃から母体の血液中に存在する胎児のDNAを高速ゲノムシーケンサーで調べて、ダウン症のような染色体異常を発見するものである。ダウン症の場合は99パーセントの精度で診断できる。高速ゲノムシーケンサーは高速でDNAの塩基配列を調べる技術で、短時間で染色体異常を検出できる。2013年4月から日本でもこの技術を用いて臨床研究が行われたのである。診断できる染色体異常は21番、18番、13番の染色体異常である。

（1）21番染色体異常

　通常、21番染色体が2本あるべきなのに3本ある21番トリソミーが問題になる。この21トリソミー症候群はダウン症候群ともいわれる。21トリソミーは常染色体異常症の一つである。ダウン症候群は厳密には21トリソミー型が95パーセントで、転座型が3〜4パーセント、モザイク型が1〜2パーセントである。これらの詳細は省略するが、転座型の一部を除いては、トリソミーとなる原因は親の配偶子形成期の突然変異である。

　日本における頻度は一般には800〜1,000人に1人であるが、母親の年齢が高くなるほど頻度は高く、35歳以上では300人に1人、40歳以上では100人に1人、45歳以上では45人に1人と高頻度である。

　症候は様々で、主要なものは、①心疾患（心室中隔欠損症、心内膜床欠損症、心房中隔欠損、ファローの四徴症）、②消化器官疾患（十二指腸狭窄閉塞、食道狭窄、鎖肛など）、③耳鼻科疾患（難聴、滲出性中耳炎）、④眼科疾患（屈折異常、眼位異常、白内障）、⑤整形外科疾患（環軸関節異常、頚椎不安定性、外反扁平足）、⑥内科的疾患（甲状腺機能異常、白血病など）、⑦ダウン症様顔貌（短頭、扁平な顔、瞼裂斜上、内眼角贅皮、鞍鼻など）、⑧精神運動発達遅滞（中等度のことが多く、社交性に富むことも多い。就業や芸術活動を行っている者も少なくない）。これらのほか、小奇形もいろいろあるが省略する。これらの症候や合併症の早期発見、早

期治療により生命予後は50歳程度である。

　いずれにせよ、程度の差はあれダウン症候群の子とその家族は重い負担に耐えて生き続けなければならないことが多いのである。なお、ダウンとはイギリスの医師John Langdon Down（1828～1896）の名に由来する。

（2）18トリソミー症候群

　これは18番染色体が3本と正常より1本過剰なことによって起こる成長発達障害と多発奇形を特徴とする症候群である。主な症状は、①成長障害（子宮内での著しい成長障害、低出生体重、骨格筋・皮膚・脂肪に乏しい）、②精神運動発達遅滞（重度）、③頭部・顔面の異常（後頭部突出、長頭、耳介低位、尖った耳、小口、小顎など）、④四肢異常（特有な指の握り、これは第2指が第3指に、5指が4指に重なるもの、爪の低形成、関節の屈曲拘縮など）、⑤体幹異常（胸骨短小、臍ヘルニア、鼠径ヘルニア、狭骨盤、停留睾丸など）、⑥心奇形（心室中隔欠損、心房中隔欠損、房室弁異常などは、ほぼ必発）、⑦そのほか（口蓋裂、乳児期における項部の皮膚のたるみ、合指など）。

　頻度は出産児5,000～8,000人に1人、3対1で女児に多い。周産期死亡の約2パーセントを占める。病因は80パーセントが標準型18番トリソミーである。10パーセントがモザイク型（正常型とのモザイク）、10パーセントが転座型やほかの染色体異常との合併である。

　多くは死産となる。生産児では80パーセントが子宮内発育不良、羊水過多などを伴い仮死となる。生きて生まれても哺乳力は弱く、鼻腔栄養が必要となる。予後は極めて悪く、1カ月以内に50パーセントが死亡、1歳まで生き延びるのは10パーセント程度である。治療は対症療法のみである。なお、この18トリソミー症候群は1960年、Edwards Johnによって最初に報告された。この18トリソミー症候群は、早田みどりの著述「18番トリソミー症候群」（『先天奇形症候群アトラス』P.308‐309より、梶井正ほか編、南江堂、1990年）から多くを引用した。

（3）13トリソミー症候群

　13トリソミー症候群は13番の染色体が3本と1本過剰にあるために生じる重篤な奇形症候群である。主たる奇形は、①重度の精神運動発達遅滞、②頭部・顔面奇形（小頭症、前額部傾斜、頭蓋縫合離開、小眼球、眼球間離開もしくは近接、内眼角贅皮、耳介低位、耳介変形、唇裂、口蓋裂、小顎、短頭、項部余剰皮膚、全前脳胞症などの脳内奇形など。全前脳胞症はほぼ必発で、左右の大脳半球および側脳室の分離不全状態を呈するもので極めて重篤である）、③四肢奇形（多指趾、屈指など）、④皮膚異常（前額部の毛細血管腫、頭皮部分欠損）、⑤心奇形（心室中隔欠損など）、⑥体幹異常（臍ヘルニア、鼠径ヘルニア、停留睾丸、骨盤低形成など）、⑦そのほか（痙攣、無呼吸発作、筋緊張亢進など）。

頻度は新生児4,000 〜 8,000人に1人、女児がやや多い。病因は標準型トリソミーが80パーセント、20パーセントが正常とのモザイク型、または転座型である。予後は不良で、約半数は1カ月以内に死亡。平均生存期間は130日である。しかし19歳までの生存例の報告がある。治療は対症療法のみである。なお、本症候群は1960年、Patau Kらによって最初に報告された。この13トリソミーの項も早田みどりの著述「13トリソミー症候群」(『先天奇形症候群アトラス』P.310 - 311より、梶井正ほか編、南江堂、1990年) を参考とし、多くを引用した。

(4) 出生前染色体診断の臨床応用がもたらしたもの
　2013年4月以来、この新型診断技術が臨床応用されて様々な問題が浮かび上がった。それは、①生命倫理上の問題、②従来の出生前診断との差異と安全性、③診断の信頼性とカウンセリング、④ほかの遺伝子診断への波及とガイドラインなどである。

２．生命倫理上の問題

　2013年4月以降、秋までには相当数の人が出生前染色体検査を受けたという。正確な人数は不明であるが、第21、18、13番染色体が疑われた人はその時点での報道では53人がいるという。そのうち52人が人工妊娠中絶を受けたといわれる。98.1パーセントの人が妊娠の継続と出産を望まなかった

のである。これを受けて、日本ダウン症協会は、胎児の選別のため検査が義務のようにならないよう声明を出した。

　ここで問題になるのは、このような染色体検査自体ではない。染色体検査はこれまでの方法（次項参照）に比べ妊婦の血液検査という簡便な方法で、しかも99パーセントの確率で診断ができることから、極めて優れた検査法といえる。

　問題は染色体異常が発見されて、妊娠を継続し出産するか、中絶するかの判断は誰が行い、それが生命（胎児）の選別になることである。前項に述べたように、18番および13番染色体トリソミーの場合はおそらく99パーセントの人が中絶を妥当と認めるだろう。重症の精神運動発達遅滞と心奇形などの重篤な合併症をいくつも持って生まれることが分かっても、生命の選別を行うべきでないと言い切れる人は少ないだろう。一方、21トリソミーの場合は18および13トリソミーに比較して軽度ないし中等度の障害で、生命予後も必ずしも悪くない。

　ダウン症候群の人は無邪気で天使のようだという。育てている母親の多くは「生まれてきてありがとう」という言葉を告げる。しかし、障害を持って生まれた子の医療やケア、家人の心労や経済的負担を考えると双手を挙げてその出生を祝福できない人も多いだろう。どこまでの障害、どれほどの障害なら中絶が許容され、どの程度なら中絶すべきでないのか、ということが問題なのである。

　実際に無脳児や重度の先天性水頭症の場合は、生後ほぼ全

例見殺しにして救命処置をしない。中絶可能な時期にこれら
が発見され診断されれば、躊躇せずに中絶を行うだろう。その
妊婦も家人も、社会もそれを容認するだろう。頑ななある
種の生命擁護主義者は、生まれてくる子は生きる権利がある
からそれを中絶すべきではないと主張する。しかし、それは
現実を知らない観念論で、生まれて苦悩しながら死んでいく
子やそれを見守る母親などの心労を無視するものである。こ
うした重篤な先天奇形症候群や先天奇形の中絶は許されると
私は考える。

　ダウン症候群の程度であればどうなのか。意見は分かれる
だろう。しかし、2013年の日本では98パーセントの女性が
中絶を選択した。それは生命の選別、生命の差別といえるの
か。重い決断と真摯な議論の必要性が提起されたのである。

3．従来の出生前診断

　出生前診断は受精卵診断や胎児診断の総称であるが、この
項では胎児診断に限って話を進める。

（1）超音波診断法（エコー診断法）

　これは超音波診断装置を用いて超音波を生体に当て、生体
内を伝播する超音波によって様々な情報を得て診断に役立て
る方法である。パルス反射法とドプラー法が主に用いられて
いる。

　パルス反射法はプローブからエコーを発射し、生体の対象

物から反射されるエコーを捕らえてブラウン管に表示するものである。胎児の位置、形状、大きさ、性別、発育などが分かる。また胎盤の状態や羊水量なども測定できる。

　ドプラー法は、ドプラー効果を用いて生体の動いている部分を計測できる方法である。これにより胎児の胎動や心拍、胎児の心弁の動きや血流、体内奇形（頭部の奇形や心奇形など）、臍帯血流や胎盤血流なども測定できる。

　こうした超音波診断によって、熟練した医師なら胎児の項部（後頚部）の浮腫を計測して染色体異常のリスクを推定することもできる。しかし、このエコーによる染色体異常を示唆されたもののうち、最終的に染色体異常と診断されるものは数パーセントから30パーセント程度といわれる。

　このようにして行われる超音波検査は母体にとっても胎児にとっても非侵襲的であるので、一般に産婦人科領域や循環器科領域のみならず、広く用いられる。

（2）トリプルマーカーテスト

　これは妊娠15 〜 18週頃の母体の血液中の α – フェトプロテインや非抱合型エストリオール、ヒト絨毛ゴナドトロピンなどを測定して21トリソミーや神経管閉鎖不全などを推定する方法である。この方法は陽性であっても確定診断とはならないので、さらに羊水検査などを行う必要がある。妊婦の血液採血で行う検査のため胎児には影響がなく、母体の負担も軽い。

（3）羊水検査

　羊水検査は羊水を穿刺して羊水を採取して、羊水の性状や浮遊する胎児由来の細胞の分析を行ったり、造影剤を注入して羊水胎児造影を行う検査である。羊水穿刺の時期は目的によって異なり、胎児の出生前診断の場合は、妊娠16 ～ 20週で行う。穿刺方法は超音波により胎盤や胎児の位置を確かめ、それらを避けて穿刺針を羊水腔に穿刺する。通常10 ～ 20ミリリットルの羊水を採取する。胎盤が子宮の前壁にある場合は臍帯付着部を穿刺しないようにしなければならない。これまで日本では年間約10,000例の羊水検査が行われている。問題は羊水検査に際して1/20 ～ 1/30の確率で流産が起こることである。また胎児異常が発見された場合は、大きく育った胎児の妊娠中絶という問題もある。

（4）絨毛検査

　絨毛は胎盤と子宮壁の間に存在する組織で妊娠維持には不可欠の組織である。詳細は略するが、絨毛は妊娠初期から様々な内部構造を変動化させて胎児の発育を支えている。絨毛検査は妊娠6 ～ 11週頃に子宮頚部から超音波画像を見ながらカテーテルを挿入し、絨毛を吸引採取して行う検査である。採取した絨毛を直接あるいは培養して、胎児の染色体異常などの検査を行う。この方法は羊水検査に比較して妊娠初期から行えること、必ず培養しなくてもよいので速やかに診断結果が出ることなどの利点がある。しかし、絨毛採取に際

して流産の危険性が羊水検査以上に高い欠点がある。日本では羊水検査よりかなり少ない検査法である。

（5）従来の出生前診断の信頼性と安全性

　これまで述べてきたように安全性に関しては、超音波診断法は母体にとっても胎児にとっても極めて安全性が高い。次いでトリプルマーカーテストは母体からの採血のみで行えるので安全性は高い。それに比べて羊水検査や絨毛検査は流産の危険性が高いので問題である。

　診断の結果についての信頼性は胎児の形態や胎動、心奇形の有無などについては超音波診断法が使われているが、胎児のDNA（染色体）については項部浮腫などの示唆にとどまる。トリプルマーカーテストの信頼性は比較的低く、さらにほかの検査で確定しなければならない。羊水検査や絨毛検査の診断結果の信頼性は高いが、侵襲性に問題がある。従って胎児の染色体診断に関しては、新たな出生前染色体診断法は胎児の染色体異常の一部（21・18・13トリソミー）しか結果が得られないが、安全性と信頼性（99パーセント）が高いことで極めて優れた方法といえる。

（6）遺伝カウンセリング

　遺伝カウンセリングとは平原史樹によれば、遺伝性疾患の患者、あるいはその可能性のある者、家族に対して生活設計上の選択を自ら意志決定し、行動できるよう臨床遺伝学的診

図表6　遺伝カウンセリングの流れ

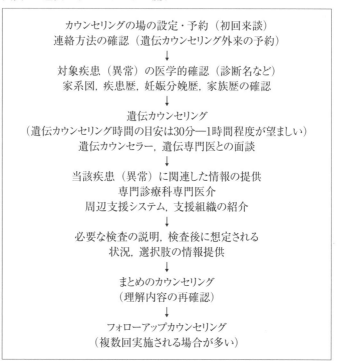

カウンセリングの場の設定・予約（初回来談）
連絡方法の確認（遺伝カウンセリング外来の予約）
↓
対象疾患（異常）の医学的確認（診断名など）
家系図，疾患歴，妊娠分娩歴，家族歴の確認
↓
遺伝カウンセリング
（遺伝カウンセリング時間の目安は30分―1時間程度が望ましい）
遺伝カウンセラー，遺伝専門医との面談
↓
当該疾患（異常）に関連した情報の提供
専門診療科専門医介
周辺支援システム，支援組織の紹介
↓
必要な検査の説明，検査後に想定される
状況，選択肢の情報提供
↓
まとめのカウンセリング
（理解内容の再確認）
↓
フォローアップカウンセリング
（複数回実施される場合が多い）

（平原史樹・産科疾患の診断・治療・管理　異常妊娠　遺伝カウンセリング，日産婦誌60：N31－N34，2008）2014年版より引用

断を行い、医学的判断に基づき適切な情報を提供し、支援する診療行為である。遺伝カウンセリングで扱われる診療領域、遺伝カウンセリングで求められる対応、遺伝カウンセリングの実際、臨床遺伝専門医、遺伝子診療部などについては平野の著述が大変参考になる。その中で記載されている遺伝カウンセリングの流れを図表6に示す。

　また遺伝カウンセリングにおける生命倫理上の原則を引用しておく。

《生命倫理的原則》

　遺伝カウンセリングは、①公平・公正・正義、②尊厳・尊重・善行、③幸福追求・恩恵、④自己決定・自律、という生命倫理的視点に基づく4原理のもとに行われるものであり、これらの原則から逸脱することは許されない。

　この遺伝カウンセリングの項は下記著述からの引用である。

〈参考文献〉

『今日の治療指針　2014年版』福井次矢ほか編、医学書院、2014年より、P.1201 ～ 1202「遺伝カウンセリング」平原史樹著

4．そのほかの出生前遺伝子診断、着床前染色体検査

　習慣性流産などにより不妊となっている女性は少なくない。こうした不妊に悩む女性に種々の不妊症検査と治療が行われている。その中で体外受精は不妊治療の根幹をなしている。この体外受精は女性の卵巣から卵子を体外に取り出し、精子と受精させて受精卵とし、この受精卵を子宮に戻すものである。

　この体外受精の具体的内容に触れるのは省略するが、大まかには次の7つの過程がある。①排卵誘発（排卵を誘発し、

複数の卵子を取り出す。その中で良好な状態の卵子を体外受精に利用する）②採卵（経膣的に超音波を用いて卵子を取り出し、培養液に入れる）③媒精（2時間以内に採取した精液を用い、遠心洗滌して運動の活発な精子を回収し、5～10万個／ミリリットルの精子を卵子にかける。この卵子を培養液に入れる）④受精卵（胚）培養（受精卵が正常受精卵かどうか判定され、2～3日培養する）⑤受精卵（胚）移植（この受精卵の多胎妊娠を避けるため原則1個の受精卵を子宮に移植する）⑥黄体期の補充（黄体機能維持のため黄体ホルモンなどを投与する）⑦凍結保存（余った受精卵は凍結保存され、最初の受精卵移植が成功しなかった場合に融解して再度移植に用いられる）

こうした体外受精の過程で受精卵が正常であれば子宮着床率も上がり、妊娠中の胎児の発育も順調に経過することが多いが、異常な遺伝子を持っていると流産や死産が多く、不妊症の本来の治療の目的を達することができない。そこで子宮着床前の受精卵の遺伝子を調べることが行われるようになった。「アレイCGH」と呼ばれる方法が登場したのである。これは受精卵の全ての染色体の異常をチェックできるものである。これは従来の見た目で選ぶ受精卵検査とは全く異なる、確実な着床前受精卵診断である。そのためアメリカなどでは、この方法により着床前受精卵診断を行って不妊症治療を行っている。しかし、日本では2004年に着床前遺伝子診断は認められたが、重い遺伝病を持つ人など限られた人にしか認め

られていない。実際には各医療機関は個々のケースごとに院内の倫理委員会で検討され、承認された場合は日本産科婦人科学会に申請し、許可を得て初めて行われるのである。そのため1例目が承認されてから約10年たった2014年1月10日現在、承認件数は約300件にとどまっている。

　日本でこのように厳しい対応がなされているのは、障害者団体などからこうした遺伝子診断とその応用は「障害者の差別」や「生命の選別」につながるという指摘があるからである。しかし、先に述べたように妊婦の血液による新型染色体診断を認めていながらこの着床前染色体診断を認めないのは、ダブルスタンダード（二重基準）にほかならない。新型染色体診断は開始され、約半年で約3,500人の妊婦が受け、遺伝子異常を指摘された妊婦のほとんどが人工妊娠中絶を受けているのである。

　そこで、次に着床前遺伝子診断や新型遺伝子診断とその応用はどこまで進み、どこまで許容されるのか考えてみたい。

5．出生前診断とその応用の倫理的問題

　アレイCGHにしろ、新型出生前診断にしろ、生殖医学に関わる科学技術の進歩はとどまることを知らない。今後もさらに多くの技術が開発され、染色体の異常のみならず、その遺伝子の持つ可能性、また障害や疾患のかかりやすさなどのネガティブな情報も詳細に得られることだろう。現に信頼度に問題があるが、脳梗塞や心筋梗塞、子宮がんや卵巣がんな

どのがんにかかりやすいか、太りやすいか、才能（集中力や想像力など）などの遺伝子検査が商業ベースで行われている。これらの信頼度が上がれば出生前診断にも応用される可能性がある。そこで問題を整理すると次のようになる。

（1）遺伝子診断はどこまで許容されるか。

（2）遺伝子診断の結果、異常が発見されれば淘汰や人工妊娠中絶を行ってよいか。どこまでの異常なら、それが許されるのか。

（3）受精卵の淘汰や人工妊娠中絶の決定は、誰がするのか。妊婦か、家族か、医学会か、社会か。

（1）遺伝子診断はどこまで許容されるか

　遺伝子の数と形状はおろか、DNAの塩基配列とそれぞれの塩基の持つ意味を知ろうと科学者は必死になっている。解明されれば、医学と人間に幸福をもたらすと信じられているからである。解明した科学者はその名誉をたたえられ、名声だけでなく、個人的利益にもつながる。科学や技術は常にそういう面を持っている。それ故に科学も技術も進歩し続けているのである。これ以上の研究をしてはならないと規制できるのは、専制独裁国家のみである。遺伝子情報もたゆみなく進歩して、深く詳細に解き明かされていくだろう。

（2）遺伝子診断の応用はどこまで許されるか

　これまで述べてきたように、遺伝子診断の精度と信頼性は

とどまることなく進歩している。2014年3月28日現在、実用化され問題となるのは、新型出生前診断と着床前遺伝子診断である。前者は21・18・13トリソミーの診断を99パーセントの確率で行える。着床前診断は全ての遺伝子の数とかなりの性状を診断できる。そのため前者では3種のトリソミーの陽性診断で95パーセント以上の母親が人工妊娠中絶を行った。

　着床前診断は日本ではかなり厳しい規準があって検査自体が行われることが少ない。しかし、欧米では新型遺伝子診断と同様に一般にオープンに行われ、かなり恣意的に人工妊娠中絶が行われ、男女の産み分けも行われている。

（3）受精卵の淘汰や人工妊娠中絶の決定は、誰がするのか
　遺伝子診断の結果、人工妊娠中絶はどこまで許されるのかが問題なのである。

　これまでの臨床医学的習慣として、ある程度治療を尽くしても習慣性流産や死産の結果になることはやむを得ないとされている。また、生まれてきた子が無脳児や13トリソミーに伴う全前脳胞症の場合も、治療対象とはならずに死に至らしめている。こうした脳奇形児は生存できないか、できてもわずかな日数で自然死に至るからである。

　それではもう少し軽い脳奇形ではどうなのか。特に現実的に問題となっているダウン症（21トリソミー）などでは、人工妊娠中絶をしてはいけないのか。これは生まれてくる子

の生きる権利と産み育てる母親などの生存の質を守る権利との対立なのであろうか。

そこで生まれてくる子の生きる権利はどこまで保障しなければならないのか、という問題を考えてみよう。脳や心臓に重度の奇形があって手厚い治療とケアなしには生きられない場合、どこまで、誰が治療やケアをするのか。産んだ母親やその家族が全てを背負わなければならないのか。社会がその負担の多くを肩代わりしてくれるのか。母親や家族が重症奇形児の治療やケアの全ての責任を負うのなら、人工妊娠中絶してその負担から逃れようとするのは悪なのであろうか。社会がその負担の多くを背負うなら、危機に瀕している社会保障費は破綻を一層早めることになるだろう。社会とそれを構成する人々はそれを許容するのであろうか。

ダウン症のように、現代の医学ではある程度の治療とケアを行えば社会に適応できる奇形もある。日本ダウン症協会の人々がいう、ダウン症（21トリソミー）の診断と人工妊娠中絶は生命の選別や障害者の差別だとする意見は、中絶を希望する妊婦の生活の質を守る権利を認めないのであろうか。

どの程度の遺伝子異常や障害なら許容されるのか。これは一個人、一団体、一学会、一政府が決定できる問題ではない。広く、深く議論を重ね、社会的に合意形成を図らなければならないのである。しかも合意形成ができても、人工妊娠中絶や着床前診断で淘汰される受精卵の是非を決定できないグレーゾーンが生じることだろう。その場合は、誰がその決定

権を持つのであろう。時代や社会の変化に伴って合意やグレーゾーンの幅や質は変化していくことだろう。早急に議論を始める必要があるのである。

（2014年3月28日　夕暮れ　ようやく春めく北陸の地で）

第13章 死

　人間の死は古来、東西を問わず、恐れと不安と神秘の扉に閉ざされた永遠の謎として議論されてきた。時には尊敬と敬慕の念を持って死者はたたえられ、慕われ、時には罵られ、踏みつけられて死者は遇されてきた。人間の死亡率は100パーセントである。これは当然のこととみなされ理解されている。しかし、自分が死に近づくか、直面した時には、冷静に対処できる人は少ない。意識のなくなった人や認知障害の強い人にとっては死の意味と自己との死の関係が理解できない。だが、そのほかの多くの人々は限りない生への欲望と苦悩の中で死を前にうろたえるので、右往左往したり、うつになったりするのである。また人間の死を考える前に、まず死とは何かを考えてみなければならない。次に死の種類、死の判定、死因、死に方などについて考えてみよう。

1．死とは何か―死の定義―

　死とは一般に「命がなくなること」あるいは「生物が命を失うこと」とされている。それでは「命」または「生物の命」とは何か。生物学的には生物の命とは生物の本質的属性であるとされている。しかし、これはまさに同語反復（トートロジー）にほかならない。この言い方ではこれ以上、議論が深まらないのである。

　そこで視点を変えて、生物の特徴とは何かを考えてみる。これまでは一般に、生物は①細胞構造を持ち、②成長し、③物質代謝（消化、吸収、排泄、呼吸、循環、合成、分解など）を行い、④生殖し、⑤自己再生ないし遺伝を行うものとされてきた。これは動物でも植物でも共通の特徴であるとされていた。また動物、特に人間を念頭において上記のほかに、⑥感覚（五感など）を有し、⑦運動を行い、⑧思考し、⑨意志を持つことも動物の特徴とされてきた。しかし、これらの生物の特徴的な現象も近・現代になって様々な例外が見出されてきた。

　一例を挙げてみると、ウイルスは生物であるか、無生物であるか、今日でも議論が絶えない。現在、ウイルスは次のように定義されている。①核酸としてDNAかRNAのどちらか一方を持ち、②遺伝物質（核酸）だけから複製される、③二分裂で増殖しない、④エネルギー産生系を欠く、⑤宿主のリポゾームを蛋白質合成に利用する。このようにウイルスはDNAかRNAをゲノムとして持つ感染細胞内だけで増殖する感染性の微小構造物なのである。そのため一般には今日でも通常の生物としては扱われていない。

　今日なお生命の定義は以上のように明確ではないが、核酸がつかさどる遺伝と、蛋白質のつかさどる代謝が関与する増殖を生物の最も基本的な属性とする意見が有力視されている。（この項は『生物学辞典』第4版、岩波書店、1998年を参考にし、多くを引用した）。

そこで再び生命の死を考える。極めて大ざっぱな言い方になるが、生命の死とは遺伝と代謝の機能がともに不可逆的に失われた時、その生命は死んだということになる。つまり極めて概括的にいうと、親の形質が子やその後の世代に受け継がれていく遺伝という現象と、個体外から取り入れた物質を酵素により変化させて、別の物質やエネルギーを作り出す代謝機能がともに不可逆的に失われた状態を死というのである。

　人間について代謝は外界から酸素を取り込む呼吸器系、取り込んだ酸素や物質を全身に運ぶ循環器系、食物を取り入れる消化器系（排泄を含む）、解毒や代謝の維持に必要なホメオスタシスを制御する内分泌系や神経系などが複雑に相互に影響し合って代謝が行われている。そしてその個体の生命が維持されている。遺伝と代謝がともに失われて機能が戻らない時に、その個体は生命を失ったというのである。

２．死の種類

　死の種類とりわけ人間を念頭に、その個体とそれを構成する構造物を考えてみよう。人間（個体）は臓器（脳や内臓など）ともいわれる器官の集合体である。器官は筋肉や神経などの組織から構成されている。そして各組織はそれぞれに分化した細胞から成り立っている。細胞は基本的には蛋白質で構成されている。この細胞内の蛋白質の中核をなすのは遺伝子を構成するDNAである。DNAの主成分はアミノ酸である。このように人間（個体）を構成するものは細分化していくと、

器官（臓器）、組織、細胞、蛋白質、アミノ酸ということになる。

　細胞内のアミノ酸の崩壊が起こって細胞がダメージを受けても死んだということにはならない。蛋白質の変性が起こって細胞に障害が起こった場合には、細胞が死に至ることが少なくない。一例を挙げれば、アルツハイマー型認知症の場合には神経細胞内にアミロイドβ蛋白が沈着して、ある程度以上のアミロイドβ蛋白が蓄積されると、その神経細胞は死滅するのである。しかし、この神経細胞死が少数であれば無症状であり、神経系全体に影響を及ぼすことはない。しかし、このような神経細胞の変性壊死が多数になると、認知機能の障害が生じ、末期には個体の生存の存亡に影響を与える。

　組織の死は筋肉などでは感染症や外傷などにより筋肉壊死を起こす。そのためその個体の運動機能が障害され生存の質を低下させ、場合によっては個体死へと至ることもある。

　器官や臓器の場合はその器官や臓器によってただちに個体死に至ることもあるし、その器官の機能の代替医療によって個体は生き永らえることもある。そこで、器官や臓器の死は極めて重大な意味を持つ。全ての器官・臓器の場合を検討すると多くの紙数が割かれるので、脳・心臓・腎臓の3種類を例に考えてみよう。

（1）脳死
　脳死についての詳細は後述するが、ここでは脳死と個体死

の関係だけを考えてみる。脳死によってその個体の意識が失われ（深昏睡）、自発呼吸は停止し、脳幹反射も失われる。これまでの常識ではこの状態に陥った場合は数分から十数分で死（個体死）に至るのである。しかし、人工呼吸器で呼吸を維持すれば心血管系の機能は残存しているので心臓死には至らない。いわば近代医療による人工呼吸という呼吸機能を継続させて心臓死を防いでいるのである。このような脳死状態は人間（個体）の死と呼べるのか、呼べないのか、問題の本質はここにある。

（2）心臓死

　心筋梗塞などにより心臓の機能が停止すると、血液循環が失われて各器官、各組織は機能を失い、死に至る。従って心臓死は短時間にその個体死に直結する。これは古今東西明らかなことと受容されてきた。

　しかし、医学の進歩により心臓の手術時に一時的に心臓を停止させて、手術を行い、その間は人工心肺を用いて体循環と呼吸を保つことはできる。この間は本来の心臓の機能は停止していても心臓死とはいわない。また、心臓死が差し迫った状態、例えば拡張型心筋症などでは、拡張型心筋症自体は治療できないが、ほかの人の心臓を移植する心臓移植を行い、手術が成功すれば、何年あるいは何十年後も移植された個体は生き永らえる。心臓の機能はポンプのようなもので比較的単純なので、代替医療の発達により心臓死→個体死を防ぐこ

とも一部では可能なのである。

　(3) 腎臓死

　腎臓は血流障害や基本単位であるネフロン（腎小体とそれに続く尿細管などで構成される）の減少、尿路の閉塞などによって、機能が低下していくと腎不全となる。腎の本質的機能は窒素代謝物や水・電解質の排泄・調整である。そのため、腎不全に陥ると体液の量と質の恒常性（ホメオスタシス）が失われ、尿素窒素やクレアチン値が上昇する。

　慢性腎不全では腎機能の改善が望めないため、腎不全の状態は次第に重篤となり、ついには尿毒症の状態となる。尿毒症の症状は多岐にわたるが、主要なものは、①精神・神経症状（昏睡、けいれんなど）、②消化器症状（アミン性口臭、嘔気、嘔吐、吐血、下血など）、③呼吸器症状（大呼吸、肺うっ血、肺水腫など）、④循環器症状（高血圧、心不全、心性浮腫など）、⑤血液異常（皮下・粘膜出血、貧血など）、⑥骨・関節症状（骨痛、骨折、骨変形など）、⑦皮膚症状（色素沈着、掻痒症など）、⑧生殖器症状（インポテンツ、生理不順、無月経など）、⑨そのほか（易感染性、易発がん性、高プロラクチン血症などの内分泌障害、腎性網膜症などの眼症状など）などである。

　こうした尿毒症症状が発現し、重篤化すれば、死は近いので、その前に対策を立てなければならない。薬物による根治療法はないので、対症療法として血液透析が行われている。

この血液透析は半透膜を介して血液中の過剰な水分や尿毒症性物質、電解質異常を是正するものである。その詳細は省略するが、2013年現在、日本では約30万人もの患者が血液透析により生命を維持している。平均的な維持血液透析は1回4時間程度で週3回定期的に行われる。

　また、血液透析よりははるかに少数例であるが、腎移植は血液透析よりも心理的、経済的負担の少ない慢性腎不全の治療法である。しかし、多くは血縁者の生体腎移植である。脳死を人の死と認める脳死移植法の成立後は、死体腎による腎移植も増加してきている。腎移植により腎が生着しても免疫抑制療法と感染症の合併には常にチェックが必要である。

　（4）そのほかの主要器官（臓器）の死と個体死との関係
　（1）～（3）の脳、心臓、腎臓のほかにもいろいろな器官、臓器があり、個体の生命維持に必要であることはいうまでもない。いずれもその器官の死は、近代医学発達前は個体死へとつながっていて、人々はそれを受け入れてきた。

　しかし、医学の進歩により多くの器官の死に対して、代替医療がその器官死をカバーできる時代になってきた。主要器官の死と代替医療の有無を概括的に表示する（図表7）。

図表7　主要臓器・組織の死（機能不全）と個体死の関係および代替医療

臓器・組織	個体死	代替医療
脳	＋	－
心臓	＋	＋（心臓移植、人工心臓）
肺	＋	＋（肺移植、人工呼吸）
腎臓	＋	＋（腎移植、人工透析）
肝臓	＋	＋（肝移植）
消化器系	＋	＋（中心静脈栄養など）
内分泌系	＋	＋（インスリンなど各種ホルモン投与）
感覚器系	－	－（部分的には手話、点字などあり）
筋・骨格系	－	－（部分的には人工関節などあり）

　ここに示した代替医療は2014年7月19日現在のもので、将来はまた異なった医療や方法が登場する可能性がある。なお、この項の概略を図表8に示す。

図表8　脳死判定基準の比較

基準	年		深昏睡	無呼吸	瞳孔散大	脳幹反射消失
ハーバード	1968		○	○	○	○
ミネソタ	1971		○	○	○	○
スウェーデン	1972		○	○	○	○
日本脳波学会	1974		○	○	○	○
イタリア	1975		○	○	○	○
メキシコ	1976		○	○	○	○
英国	1976		○	○	○	○
米国合同調査	1977		○	○	○	○
ミネソタ	1978		○	○	○	○
米国大統領委員会	1981		○	○	○	○
厚生省脳死研究班	1983		○	○	○	○
大阪大学	1984	急性一次性粗大病変	○	○	○	○
		その他	○	○	○	○

○…必須　△…参考　×…不要　BSR…聴性脳幹反応　EEG…脳波　*要求される場合がある

脊髄反射消失	平坦脳波	脳血流消失	低血圧	判定時間（時間）	条件
○	○	×	×	24	薬物中毒、低体温を除外。
×	×	×	×	12	修復不能な脳病変。
×	○	○	×	25分	薬物中毒は除外。原因は明らかであること。
×	○	△	○	6	脳の一次性粗大病変に限る。
足底反射消失	○	×	×	12	脳波は4時間毎3回30分間記録。1時間毎に12時間観察。
○	○	×	×	24	低体温、ブロマイド剤、バルビツール酸剤、アルコールの摂取を除く。
×	×	×	×	24	抑制剤、筋弛緩剤、低体温、内分泌・代謝性疾患除外。原因は明らかであること。
×	○	△	×	6	適切な治療法の完了。
×	△	△	×	12	
×	△	△	×	12 (24)*	抑制剤、筋弛緩剤、低体温、ショックを除外。
×	○	×	△	6	
×	×(BSR△)	△	△	6 (24)*	低体温、低血圧を除外。抑制剤使用後24時間経っていること。
×	○(EEG, BSR)	×	×	24	

『治療学』'85-4、魚住徹氏より引用　ライフ・サイエンス出版

3．死の判定

　人間（個体）の死は、脳死の概念が登場するまでは、いわゆる心臓死の仕方で判定されてきた。そこで、いわゆる心臓死と脳死の二つの死の判定法を示す。

（1）いわゆる心臓死の判定

　近代西欧医学の確立後に人の死は、いわゆる心臓死をもって定められた。それは、①心停止、②自発呼吸の停止、③対光反射消失・瞳孔散大の3条件を満たす場合を人の死と判定するのである。

①心停止

　これは心臓の拍動停止で通常、聴診器で確認される。心臓の拍動が停止した状態では当然、脈拍は触れない。心停止直後は心停止が永続的なものか、一時的なものか判別できないので、数十秒ないし数分後に再確認して、心停止が持続していれば心停止と判定する。現在では一般的に心電図などのモニターを装着して経過観察をしているので、心電図上、脈が途切れて平坦になっても、数秒ないし数十秒後に脈が再び出現してその後、再び脈が停止するという状態を繰り返しても、数十秒ないし数分間以上脈が出現しないことを確かめて心停止とすることが多い。

②自発呼吸の停止

　これは自発呼吸が停止して、胸部や横隔膜の呼吸運動がない状態である。呼吸が停止する直前には通常、呼吸は浅く弱いので、いつ呼吸が止まったのか判然としないこともある。そのため、時には紙や毛を鼻孔に近づけて、呼吸による空気の動きを確認したりする。心停止後にも呼吸運動がみられることもあるので、慎重に臨終の判断をする必要がある。ついに呼吸が止まっても心臓の拍動がみられることはしばしばある。心停止と自発呼吸の停止は死因や状態により一致しないことが多いので、死の宣告は落ち着いてする必要があるのである。

③対光反射消失・瞳孔散大

　対光反射は瞳孔（網膜）に光を照射すると瞳孔が収縮し、照射をやめると瞳孔が散大する反射である。この反射中枢は中脳の動眼神経核（主核）付近にあるエジンガー・ウェストファール核（動眼神経副核、Edinger Westphal核、Edingerはドイツの神経学者、1833 〜 1890）にある。この対光反射中枢が機能を失うと、対光反射は消失する。そして瞳孔は散大し、固定する。つまり対光反射の消失、瞳孔の散大固定は、中脳の機能の廃絶を意味するのである。

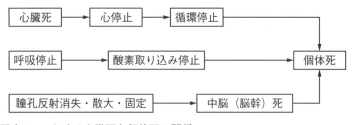

図表9　いわゆる心臓死と個体死の関係

　以上の3徴を確認すれば人は死んだと判定されるのである。そして死亡を確認した医師が死亡診断書を発行する。死亡時刻より24時間以上の時間間隔をおいて火葬などを行う。これは「墓地・埋葬等に関する法律」（昭和20年5月31日法律第48号）に規定されている。この法律は、墓地、納骨堂、または火葬場の管理および埋葬などが、国民の宗教的感情に適合し、かつ公衆衛生そのほか公共の福祉の見地から、支障なく行われることを目的としたものである。

　また、近年では起きていないが、死体（遺体）が納められた棺の中で物音がしたり、棺のふたを開けて生き返った人が出てきたという話も、以前には稀であるが起こっている。死亡後24時間以内は火葬などを行ってはならないとするのは、法律の目的には記載されていないが、こうした事例を防ぐためであったのであろう。

　ただし、この24時間以内の火葬などの禁止は例外がある。それは、「感染症の予防及び感染症の患者に対する医療に関する法律」、そして「感染症法」30条の規定により、同法で

定められている「法定伝染病」（疾病）、すなわち一類から三類までの感染症や新型インフルエンザなどの感染症による死亡の場合はこの限りではない。

　また、火葬を行う場合には、「死亡届」などを受理した市町村長の許可が必要であり、この許可を受けずに火葬した場合は、「墓地、埋葬等に関する法律」違反となるほか、刑法190条「死体遺棄」・「死体損壊」罪に問われる可能性もある。

　(2) 脳死の判定

　脳死を考える前に、脳死という概念が生じるに至った経緯を振り返ってみる。

　最初に契機となったのは、人工呼吸器の開発である。それまでは様々な原因で自発呼吸が停止した時に、口や鼻から呼気を吹き込んで口対口、鼻対口の人工呼吸を行うか、気管内挿管や気管切開をして気管内にチューブを挿入してアンビューバッグなどで空気や酸素を送り込む用手的人工呼吸を行っていた。これらの用手的人工呼吸は1人ないし数人の医師がかかりっきりで行っても、せいぜい数時間から2～3日間行うのが限界である。それ以上は続けられないのである。

　ところが、人工呼吸器の開発により、自発呼吸の停止後、患者はこの器械を使用すれば何日でも人工呼吸を行えるのである。この人工呼吸器の開発により医療は一段と進歩したのである。

　人工呼吸器が開発されたのは1950年代であった。そして、

それ以後人工呼吸器は広く一般的に医療に利用された。

　折しもアメリカのクッシングにより確立された近代脳神経外科の進歩により、脳外傷や脳出血などの脳病変の治療と病態生理の研究が進んだ。

　そして、これらの脳病変により死に至る原因の多くは、脳ヘルニアによることが判明した。脳ヘルニアとは種々のものがあるが、一例を挙げれば大脳の腫瘍、血腫、脳浮腫などの天幕上病変*が増大して圧力を増し、その圧力を減少させるために、天幕下などに脳の一部が陥入する現象である。上部の大脳や小脳が陥入して脳幹が圧迫されるため、脳幹にある種々の生命維持中枢が障害されるのである。特に延髄にある生命維持中枢のうち呼吸中枢は弱く、呼吸停止が生じやすい。それに対し、心臓・循環系の中枢は呼吸中枢より障害されにくいか、やや遅れて障害されることが少なからず生じていることが分かった。すなわち、脳病変により呼吸中枢が麻痺して自発呼吸が停止しても、心臓が拍動を続ける時間帯が存在することを脳外科医は知ったのである。

　脳ヘルニアによる脳幹障害の前には、もちろん大脳などの機能が失われていて、患者の意識は消失し昏睡状態となっている。昏睡状態に陥った後に呼吸が止まり、さらに心臓が止まって死に至るのである。ここでいわゆる「心臓死」の状態となり、死が宣告される。

　ところが、上に述べたように、昏睡状態で自発呼吸が停止しても、人工呼吸器を使用して呼吸を維持していれば心臓は

天幕上病変……頭蓋内は大脳と小脳の間に小脳天幕（テント）という仕切りがある。この天幕より上部の病変を天幕上病変という

数時間から数日以上も拍動を続けることが少なからず生じるのである。しかし、いずれは死に至るのでこうして死に至る昏睡をフランスの脳外科医は「死の昏睡」と呼んでいた。

この「死の昏睡」はいわゆる「心臓死」の3徴のうち、呼吸停止と対光反射の消失・瞳孔の散大固定の2徴を示すが、心臓の停止なく、人工呼吸器を使用している間はしばらくの間死に至らないことを意味していた。死は避けられないが心臓は動いているという状態は死の一歩手前というふうに考えられたのである。

ところが、1967年に事態は一変した。南アフリカのクリスチャン・バーナードが死の昏睡状態の20歳の黒人女性の心臓を取り出し、白人男性に移植して成功したのである。この男性は20日間生き延びて死亡したが、心臓死直前の生きた心臓をほかの人に移植すれば、多くの患者が救えると分かった時、世界中の移植を目指す医師たちが色めき立った。

死の直前の生きた心臓を持った患者は死者なのか、生者なのかが問題となった。もし、死者と判定されるなら心臓は動いていても、それを取り出して移植することは認められるという考えである。

この時問題になったのは、今日でいう「脳死」の定義をはっきりさせなければ、移植希望のあまり、死者でなく生者の心臓を移植する可能性があること。また、もし「脳死状態」の死者なら、判定後ただちに移植に取りかかって、時間の無駄なく移植心臓などをレシピエントに効果的に行えるこ

とができるという二つの目的が提起された。そこで、最初に作られたのが、いわゆる「ハーバード基準」といわれるものであった。

　最初の脳死判定基準「ハーバード基準」は、アメリカのハーバード大学によって1968年に作られた「不可逆性昏睡の定義」である。この判定基準は次の通りである。

　①脳の不反応。これは意識が消失し、対光反射の消失など、大脳と脳幹の機能が認められないこと。②心筋を除く一切の運動停止。これは四肢や眼球運動などの一切の運動停止であるが、心筋の運動は除外される。③自発呼吸の停止。④対光反射の消失。⑤脳波の平坦化。⑥以上6条件が24時間続くこと。

　ただし、この6条件を認めたとしても、原因疾患が、薬物中毒と低体温の場合はこの基準が除外されるとした。これは、薬物中毒などではこの6条件を満たしても回復する可能性があることが知られていたからである。

　なお、ハーバード基準では「不可逆性昏睡」という言葉を使用し、脳死という言葉を使っていない。死の問題との関わりを避けたのである。

　その後、世界各国で次々に脳死判定基準が作られ、報告された。すなわち、ミネソタ基準（1971年）、スウェーデン基準（1972年）などである。この状況の中で、日本でも脳死判定基準が作られた。

　日本でこの判定基準の作成が急がれたもう一つの理由は、

1968年の秋に札幌医科大学の和田寿郎教授のグループが日本初の心臓移植を行ったことである。このいわゆる和田移植で、レシピエント患者は移植後に83日で死亡した。最初この手術の成功に沸いた世間が、その後、ドナーの患者が脳死ではなかったのではないかと疑問がもたれて、和田氏への批判が巻き起こった。日本でも脳死の判定基準が必要な状況であった。

《日本における脳死判定基準》
①日本脳波学会の脳死判定基準
　この基準は合計224例の脳障害患者のデータを分析し、全てその後心臓死したことを確認して作成された。それによって、「脳死とは、回復不能な脳機能の喪失であり、この場合の脳機能には、大脳半球のみでなく、脳幹の機能も含まれる」と定義した。この全脳死の考えはハーバード基準を取り入れたものであった。この脳死と人の死との関係には、ハーバード基準と同様に触れていない。
　また、この脳死の対象疾患は脳挫傷、脳内出血などの急性一次性粗大脳病変に限るとした。つまり肝性昏睡や尿毒症などによる代謝性脳病変などは対象外とした。そして判定基準は次の6項目とした。
ⅰ）深昏睡。これはどんな刺激によっても反応しない重篤な意識障害。
ⅱ）両側瞳孔散大、対光反射および角膜反射の消失。これは

脳幹部の中脳・橋および三叉神経や顔面神経の機能の消失を意味する。

iii）自発呼吸の停止。これは延髄上部の呼吸中枢の機能消失を意味する。

iv）急激な血圧降下とそれに続く低血圧。これは延髄下部の循環中枢の障害を意味する。

v）平坦脳波。これは大脳の電気活動を示す脳波が平坦化して大脳の機能が消えたことを意味する。

vi）上のi〜vの条件が満たされた時点から6時間後まで継続的にこの5条件が満たされていること。これはこの5条件が一時的な悪化でなく、継続的なもので回復の可能性がないことを意味する。

　この日本脳波学会の脳死判定基準には、いくつかの問題があった。それは検討症例が224例と少なかったことである。諸外国では通常、400〜500例の検討で基準が決められていて、検討数が不足していたのである。

　また、この基準の対象疾患が急性一次脳粗大脳病変に限られたことである。このため対象症例数が少なくなった。従って、脳死を死とするか心臓死を死とするか曖昧で、死の二重基準状態となった。

　この間に諸外国では脳死を人の死として、心臓のみならず、肝臓、膵臓、腎臓など諸臓器の移植がさかんに行われ、移植件数は1,000件を超え、中には10年以上の生存例も出てきた。

　しかし、日本では1979年に「角膜および腎臓の移植に関

する法律」が制定され、心臓死の死体から角膜と腎臓を摘出して移植することが認められただけで、脳死からの臓器移植は行えなかった。こういう日本の状況で、患者からは外国で行われている脳死からの移植を求める声があがった。移植医学関係者も脳死を人の死と認め、その臓器を移植に使用させてほしいという要望も強くなった。

②日本の厚生省研究班の脳死判定基準

　上述した状況にあって、厚生省（当時）が1983年、「脳死に関する研究班」を発足させた。この研究班の班長は杏林大学脳神経外科竹内一夫教授である。協力施設は、主として脳死状態の患者を取り扱うことの多い全国の脳神経外科学会認定医訓練施設と救命救急センター、大学病院救急部、神経内科施設など、全国713施設である。脳死症例は718例である。この症例の分析の結果、1985年12月、新しい脳死判定基準が報告された。この基準は、脳死は全脳死であると再確認した上で、判定基準を次のように述べている。

《厚労省研究班脳死判定基準》
ⅰ）深昏睡
　　（a）Ⅲ‐3方式（JCS）で300（図表10参照）、グラスゴー・
　　　　　コーマ・スケール（GCS）で3（図表11参照）である。
　　（b）顔面の疼痛刺激に対する反応がない。
ⅱ）自発呼吸の停止

図表10　3-3-9度方式の急性期意識障害レベルの分類法（太田ら，1975）

Ⅲ. 刺激で覚醒しない　　　　　　　　　　　　　　　　（3桁の意識障害）
　（deep coma, coma, semicoma）
　3. 痛み刺激にまったく反応せず　　　　　　　　　　　　　　（300）
　2. 少し手足を動かしたり，顔をしかめる　　　　　　　　　　（200）
　1. はらいのける動作をする　　　　　　　　　　　　　　　　（100）
Ⅱ. 刺激で覚醒　　　　　　　　　　　　　　　　　　　（2桁の意識障害）
　（stupor, lethargy, hypersomnia, somnolence, drowsiness）
　3. 痛み刺激を加えつつ呼びかけを繰り返すとかろうじて開眼する　（30）
　2. 大きな声または体をゆさぶることにより開眼する　　　　　　（20）
　1. 普通の呼びかけで容易に開眼する　　　　　　　　　　　　　（10）
Ⅰ. 覚醒している　　　　　　　　　　　　　　　　　　（1桁の意識障害）
　（delirium, confusion, senselessness）
　3. 自分の名前，生年月日がいえない　　　　　　　　　　　　　（3）
　2. 見当識障害がある　　　　　　　　　　　　　　　　　　　　（2）
　1. 大体意識清明だが，いまひとつはっきりしない　　　　　　　（1）

図表11　Glasgow Coma Scale（Jenmettら，1974, 1977）

1. 開　眼　eye opening		
	自発的に可	4
	呼びかけに応じて	3
	痛み刺激に応じて	2
	なし	1
2. 発　語　verbal response		
	見当識あり	5
	混乱した応答	4
	不適当な言葉	3
	理解できない応答	2
	なし	1
3. 最良の運動機能　best motor response		
	命令に従う	6
	刺激を払いのける	5
	逃避的反応あり	4
	異常屈曲運動	3
	伸展反射	2
	なし	1

　（a）無呼吸テストは必須である。

　（b）無呼吸テストで自発呼吸が生じない。

ⅲ）瞳孔

　（a）瞳孔は固定している。

　（b）瞳孔径は左右とも４ミリ以上である。

ⅳ）脳幹反応の消失

　（a）対光反射の消失。

　（b）角膜反射の消失。

　（c）毛様脊髄反射の消失。

　（d）眼球頭反射の消失（人形の目試験）。

　（e）前庭反射の消失（温度試験）。

　（f）咽頭反射の消失。

　（g）咳反射の消失。

　（h）自発運動、除脳硬直、除皮質硬直、けいれんがみられない。

ⅴ）平坦脳波

　（a）上記のⅰ〜ⅳの条件が全て揃っている場合で、正しい技術基準を守り、脳波が平坦であることを確認する。

　（b）最低4導出で、30分間記録する。

ⅵ）時間的経過

　（a）上記のⅰ〜ⅴの条件が満たされたのち、6時間経過をみて変化がないことを確認する。

　（b）二次性脳障害、6歳以下の小児ではそれ以上の観察時間をおく。

《脳死判定の前提条件》

ⅰ) 器質的脳障害により、深昏睡および無呼吸をきたしている症例。

ⅱ) 原疾患が確実に診断されており、それに対して現在行い得る全ての適切な治療手段をもってしても、回復の可能性が全くないと診断される症例。

《脳死判定除外例》

　患者が深昏睡であっても、次のような症例は除外しなければならない。

ⅰ) 小児（6歳未満）。

ⅱ) 脳死と類似した状態になり得る症例。

　(a) 急性薬物中毒：睡眠薬、鎮静剤の中毒。

　(b) 低体温：直腸温で32度以下。

　(c) 代謝・内分泌障害：肝性昏睡、尿毒症性昏睡、高浸透圧性昏睡など。

《脳死判定上の留意点》

ⅰ) 中枢神経抑制薬、筋弛緩薬などの影響を除外する。神経刺激装置を用い、刺激により筋収縮すれば除外する。

ⅱ) 脊髄反射はあってもさしつかえない。

　(a) 深部反射

　(b) 腹壁反射

　(c) 足底反射など

ⅲ) 補助検査

（a）脳波は必須の検査である。

（b）X線CTは原疾患の確定に必要であるが、脳死判定に
　　必ずしも必要ではない。

（c）そのほか（脳幹誘発反応、MRI、脳血管撮影、脳血流
　　判定など）はあくまで補助診断法である。

ⅳ）時間経過

判定規準で示した6時間は、絶対必要な観察時間である。

③様々な脳死判定基準

これまで述べてきた脳死に関する基準は、最初のハーバー
ド基準をプロトタイプ（原型）として、その後いろいろな基
準が作られた。日本の厚生省研究班基準は、その中でも比較
的厳格で慎重な基準である。主要な各国各医療機関の脳死判
定基準を図表8に示す。

これらの基準の違いは脳死を人の死と認めるという前提を
とるか、さらにはこの脳死基準を満たせば、臓器移植を速や
かに効率よく行えるか、という2点の考え方の差によると思
われる。

いずれにせよ、脳死を人の死と認める考えは全世界的に一
般化した。それは、①「脳死状態は不可逆的な深昏睡」で、
人工呼吸によって心臓の拍動が保たれているのに過ぎず、②
こうした脳死状態の人の臓器は心臓が動いている間に摘出し
て移植すれば、救われる多くの患者がいて、それを待ち望ん
でいる。この2点によって脳死を人の死と認め、その臓器移

植を容認する時代となった。人工呼吸器の発明と、臓器移植の技術の進歩が脳死を作ったのである。

④脳死判定に伴う臓器移植

　脳死の判定はこれまで述べてきたように、脳死状態の人からその臓器を摘出して、臓器移植を希望する人へ移植するために必要となったものである。このため、脳死を判定し、脳死者から臓器を摘出し、移植するための法整備が必要となった。

ⅰ）臓器移植法（1997年）

　1997年、「臓器の移植に関する法律」が議員立法により成立した。この法律は移植医療を適正に行うことを目的にしたものである。

　ドナーになるためには、ドナー・カードによる本人の生前の明示的な意思表示と、家族の承諾の両方が必要とされた。ドナーは脳死後の移植と心停止後の移植を選択することができる。ドナーとその家族が脳死下の提供を希望する場合に限って、法的に脳死判定が行われる。また、臓器の斡旋機関（日本臓器移植ネットワーク）は政府の許可を受け、公平かつ適正なレシピエントの選択をしなければならないとされる。なお、生体からの臓器移植は臓器売買の禁止以外には規定はない。

　この臓器移植法には様々な問題点が指摘された。その主なものは、

（a）本人の明示的意思表示がない限り、法的脳死判定も臓器提供も行うことができない。

（b）15歳未満は意思表示能力がないとみなされるため、臓器提供を行うことができない。

（c）生体移植や組織移植（皮膚や骨など）についてはほとんど規定がない。

（d）脳死を人の死とみなすか否かという観点では、本人の明示的意思表示がある場合の脳死は人の死として判定されるが、明示的意思表示のない場合は、脳死状態であっても死とは認められない、という死の二重規準となる。

こうした問題点をはらんで脳死臓器移植法下での脳死臓器移植数は、年間10件程度であった。そのため、臓器移植希望者は海外に渡航して移植を受けることが慣例化した。国際的に日本人の海外渡航移植が批判を浴びたのである。

ⅱ）改正臓器移植法（2009年、2010年7月施行）

この改正法案の眼目は、15歳未満の未成年者も含めて年齢にかかわらず、本人の事前の拒否がなければ家族の承諾で脳死状態の人からの臓器移植を認めるとする点である。このため、2011年7月までの1年間で57件と過去最多の移植手術が行われた。2011年4月には国内初の15歳未満の脳死移植手術が行われた。さらに2012年6月には初の6歳未満の乳幼児の脳死判定と臓器移植が行われた。

しかし、2011年6月に暴力団が絡んだ臓器売買が発覚して

社会問題となった。こうした事件もあって、ドナー数は依然として不足するほか、脳死移植に関する情報開示の不足とドナー家族へのケアの不十分さなども指摘されて今日に至っている。

　なお、臓器移植に関する親族への優先提供については、2009年1月に既に施行されている。

　このように改正臓器移植法では「脳死は人の死である」ことを前提としたものである。だが、本人の拒否や家族の不承諾の場合には脳死状態であっても、望めば人工呼吸器を作動させ続けて、心臓が停止しない限り「生き続ける」のである。

　欧米では脳死は人の死と定義して、このような曖昧な処置はなされていない国が多い。このように、脳死は臓器移植を前提にして確立した概念である。人間はもろもろのパーツ（部品）でできていて、現在のところ脳以外のパーツは基本的には他人と交換可能なのである。

　機械論を唱えたフランスのデカルト（1596 〜 1650）はまさに人間の将来を見据えていたのである。唯一、心身二元論に救いを求めた彼は、心を神の領域として身体から切り離し、キリスト教の呪縛から逃れたのである。だが、心も霊も今や脳の機能にほかならない。脳の死は人の死であり、脳の死は神の死なのである。

　日本における脳死者からの臓器移植は今もって少数であり、日本の伝統的文化（生命観、宗教的感情など）は急速に変貌しながらも脳死者からの臓器移植にある種の嫌悪感を抱いて

いる人が多いのである。このことについてはいずれ稿を改めて触れる機会もあるだろう。

〈参考文献〉

『脳神経シンドローム50』郭隆璨著、にゅーろん社、1993年より、P.6 – 10「脳死（症候群）」

『脳死』立花隆著、中央公論社、1989年

『脳死論』水谷弘著、草思社、1986年

4．植物状態と類似状態

　脳死としばしば混同して使用される言葉に、植物状態（植物人間）がある。これは知的機能や動物的機能の多くが廃絶した状態であるが、植物的機能（呼吸、循環、代謝、消化、排泄など）が維持されている病態をいう。つまり、脳幹の植物機能も廃絶した脳死（全脳死）とは異なるものである。

　この植物状態（vegetative state）という言葉を最初に提唱したのは、アメリカの神経学者ジェネットとプラム（W.B.Jennett,T.Plum,1972）である。その後、日本でも当時、交通戦争と称されて多発する交通事故による頭部外傷後の遷延性意識障害患者が急増し、東北大学の鈴木二郎らが脳外科的にこの状態を定義した。

①意思疎通が不可能

②自力移動不可能

③発語不可能

④糞尿失禁

⑤視覚による認識不可能（目でものを追うことは可）

⑥食事の自己摂取不可能

⑦以上の6項目の症状を3カ月以上呈したもの

　これは後に日本脳神経外科学会でも植物状態の診断基準として採用された。この植物状態患者は当初（1970年代）は頭部外傷後の患者が多数を占めていたが、その後脳動脈瘤や高血圧性脳出血の重症例の患者管理の進歩により急増して、今日では植物状態患者の約70パーセントは脳血管性障害が原因疾患である。

　なお、植物状態に陥った患者への治療はほぼ対症療法に尽きる。1年間の患者の転帰は中沢省三著の『植物状態』によると、植物状態からの脱出は1パーセント、改善4パーセント、不変64パーセント、悪化8パーセント、死亡22パーセントである。このように植物状態の多くは長期化して、その家族の大半は経済的にも困窮し、90パーセントは精神的負担を訴えている。いったん、植物状態に陥った患者はこの状態からの離脱、改善はほとんど望めず、長期化する経過に家族は疲れ果てる。家人の希望で、こうした状態が続く患者の人工呼吸器を外してよいかどうかで争われたアメリカの「カレン裁判」は、医学的問題を超えて社会的問題となって今日に至っている。

　1パーセントでもこの状態を離脱する可能性があるなら、1年でも2年でも努力すべきなのか、経済的、精神的負担の

重さに治療の打ち切りを要求することは認められるのか。脳死のように100パーセント死に向かう状態と異なる医学の進歩が作り出した植物状態も、また現代に突き付けられた問題の一つなのである。

〈参考文献〉

『今日の神経疾患治療指針』亀山正邦ほか編、医学書院、1994年より、P.80 〜 82「植物状態」中沢省三著

　（1）植物状態と類似状態

ⅰ）失外套症候群

　大脳の外套とは大脳の表面をいい、大脳表面の灰白質を包含している。この大脳外套の広汎な機能障害によって生じる病態を失外套症候群（apallic syndrome）という。これは植物状態という言葉が提唱される以前から、ある程度確立した医学的概念であるが、この失外套症候群の患者はまさに植物状態の一部を占めている。

　失外套症候群は、①無言、②無動で、③外界を認知できず、④睡眠—覚醒のリズムはあり、⑤原始的運動は保たれ、⑥原始反射を認め、⑦そのほか（受動運動に対する抵抗性、大小便の失禁、筋緊張の亢進、除脳硬直など）を示し、⑧大脳の外套の機能が遮断された状態で生じる症候群である（Kretschmer、1940）。補足すると、無言は自発言語が全くなく、痛み刺激を加えても発語しない。無動は随意運動が全

くなく、不自然な姿勢をとらされてもそのままの姿勢を保持する。聴覚や視覚はあると思われるが、認知はしない。日中は通常、開眼しており、夜間は睡眠していることが多い。原始反射の保持は、防御反応としての閉眼運動や痛覚刺激に対する逃避運動は見られる。口に食物を入れると嚥下する。咀嚼はしないことが多い。強制把握、口唇反射、吸啜反射などの原始反射が出現する失外套症候群の原因は、脳挫傷などの脳外傷、脳低（無）酸素症、一酸化炭素中毒、脳炎など種々ある。

　失外套症候群の責任病巣については必ずしも明確ではない。次の3つが考えられている。①広汎な大脳の外套の障害。これにも大脳外套自体の障害という考えと、大脳深部白質以下の機能遮断とする考えがある。②両側前頭葉、特に前帯状回、脳梁の障害、③視床、視床下部、脳幹の網様体賦活系の障害（図表12、13）。

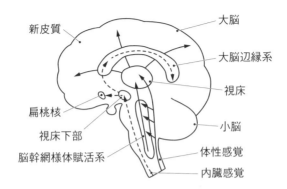

図表12　意識の中枢
郭隆璨：意識障害．郭隆璨，『視て学ぶ脳神経外科学』，
診断と治療社．1990. pp17‐26より引用

　意識の中枢であるこれらの部位の障害によって意識障害が
生じる。広汎な障害では昏睡を示し、部分的障害では無動・
無言を生じる。

ⅱ）無動性無言

　失外套症候群と類似の状態で、両者の提唱以来、今日に至
るまでその異同の論議が絶えない。ここでは一応、両者は異
なるものとして記述する。

　無動性無言（Akinetic mutism）とは、①無言、②無動で
あるか、③開眼し、注視、追視は可能で、④痛み刺激により
屈曲反射や逃避反応を見せることもあり、⑤睡眠と覚醒のリ
ズムがある、⑥間脳―脳幹、または両側の前頭葉帯状回、脳

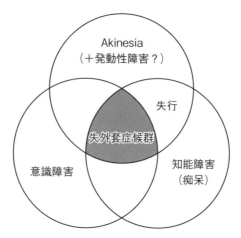

**図表13　失外套症候群と意識障害や知能障害と
の関係**

失外套症候群はakinesia、意識障害、知能障害の重
複部分にあって、akinesiaが最も重要な徴候

志田堅四郎：一酸化炭素中毒における失外套症候群.
Das apallische Syndromの臨床—その行動障害の分
析—. 神経進歩 20：869 - 879, 1976 より引用

梁病変による、⑦意識障害の特殊型である（Cairns,1941）。

　間脳―脳幹障害の病因には脳底動脈血栓症、橋出血、脳幹
腫瘍、外傷、脳炎などがある。帯状回、脳質障害の病因には
前交通動脈瘤破裂や前大脳動脈閉塞症などがある。失外套症
候群と無動性無言の共通点と相違点を図表14、15に示す。

図表14　失外套症候群と無動性無言の共通点

> 1. 主症状は無言、無動
> 2. 睡眠・覚醒のリズムがある
> 3. 嚥下などの植物機能の保持

郭隆璨：Apallic症候群―含むakinetic mutism―郭隆璨著，脳神経シンドローム50，にゅーろん社，1993. 15‐18ページより引用

図表15　失外套症候群と無動性無言の相違点

相違点	失外套症候群	無動性無言
1. 眼球運動	注視、追視なし	注視、追視あり
2. 原始反射	多い	少ない
3. 筋緊張	亢進傾向	弛緩傾向
4. 除脳硬直	多い	少ない
5. 錐体外路症状	多い	少ない
6. 脳血流・代謝	低下	低下せず
7. 責任病巣	大脳外套（広汎な大脳障害）	脳幹、間脳、両側帯状回、脳梁

郭隆璨著：Apallic症候群―含むakinetic mutism―郭隆璨著，脳神経シンドローム50，にゅーろん社，1993. 15‐18ページより引用

　なお、失外套症候群はKretschmerによれば、昏睡とも認知症とも異なる状態と考えられる。意識は清明であるが、汎失認・汎失行の状態と考えられた。それに対し、無動性無言はCairnsによれば、意識障害の特殊型と考えられた。両症候群は第二次世界大戦の最中、ドイツとイギリスで独立して発表されたため、両者の比較検討は十分にされずに、失外套症候群はドイツ語圏で、無動性無言は英語・フランス語圏で

普及した。

〈参考文献〉（失外套症候群および無動性無言について）

Cairns H et al：Akinetic mutism with an epidermoid cyst of the 3rd vertricle. Brain 64：273 - 390,1941

Kretschmer E：Das apallische Syndrom. Z Neurol 169：576 - 579,1940

『視て学ぶ脳神経外科学』郭隆璨編著、診断と治療社、1990年より、P.17 - 26「意識障害」

『脳神経シンドローム50』郭隆璨著、にゅーろん社、1993年より、P.15 - 18「Apallic症候群—akinetic mutism—」

（2）閉じ込め症候群（植物状態および類似状態と似て非なる状態）

　これは外見上は、①無言、②無動であるが、③意識や精神状態は正常で、④随意的な眼球の上下運動とまばたき運動のみが保たれ、それによる意思の疎通が可能な状態をいう（Plum and Posner,1966）。施錠症候群、橋腹側症候群、モンテ・クリスト伯症候群などと呼ばれる。

　この症候の特徴は、「無言」は全く発語できない状態であるが、それは皮質延髄路の障害によって咽喉頭、舌の麻痺のためである。「無動」は四肢麻痺の状態で、開口、咀嚼、嚥下も不可能である。眼球運動は垂直方向のみが可能で、また開閉眼は可能である。そのほか、知覚は正常のことが多い。

膀胱直腸障害もみられる。嚥下反射、咳反射は消失する。そ
のほかは省略する。病因は脳底動脈血栓症が最も多い。その
ほか、橋腫瘍、橋出血、頭部外傷、多発性硬化症などである。
責任病巣は橋上部2/3の両側底部であることが多いが、両側
大脳脚約2/3の報告もある。

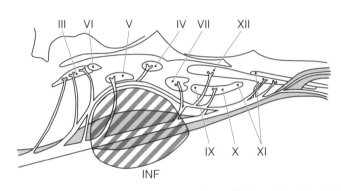

**図表16　locked‐in症候群における病変部位（斜線の部）と皮質脊髄
路・皮質延髄路・脳神経核との関係（文献2より引用、改変）**
CS：皮質脊髄路、CB：皮質延髄路、INF：梗塞巣
郭隆璨　locked‐in症候群（閉じ込め症候群），脳神経シンドローム50，82‐
84，にゅーろん社，1993より引用

　検査所見は省略する。重要なのは鑑別診断で、失外套症候
群ないし、無動性無言との鑑別は特に重要である。

図表17　閉じ込め症候群と無動性無言との比較

相違点	閉じ込め症候群	無動性無言
1. 意識	清明	障害
2. 開閉眼	随意的に可	随意的に不可、反射的に可
3. 眼球運動	垂直運動は随意的に可	注視、追視は可
4. 四肢麻痺	完全麻痺	逃避反応あり、随意的に不可
5. 嚥下反射	なし	あり
6. 脳波	正常	徐派
7. 責任病巣	両側橋底部	間脳、脳幹、両側帯状回、脳梁
8. 原因疾患	脳底動脈血栓症が主	橋底出血、橋梗塞などさまざま

郭隆璨著　locked‐in症候群（閉じ込め症候群）
郭隆璨著　脳神経シンドローム50，82‐84，にゅーろん社，1993より引用

　脳外科医や神経内科医の著述の中には、この両者を混同したものが少なくないので注意を要する。予後は急性期（数時間～数日）に死亡する者が多い。急性期を超えた者は慢性期に移行する。稀に改善する例もある。死因の多くは原疾患の増悪と呼吸器感染で、小児例では成人例より生命予後はよい。なお、本症候群の「閉じ込められた」という意味は正常な精神機能が、動かない肉体に閉じ込められたという意味である。

　なお、アレクサンドル・デュマの『モンテ・クリスト伯』に登場するノワルティエ・ド・ヴィルフォール老人は典型的な本症と推察されている。すなわち、この老人は中風に罹患してから6年後の状態を、次のように活写されている。「手を動かすことも、声をたてることも、身振りを示すこともできなくなっていたが、しかし、この強力な目差しがそれらの

代役を十分につとめて」おり、「まさに生きた目を持つ屍
だった」「肉体の殻の中に閉じ込められて人を服従される力
をもった魂が持ち得る限りの強力な意志とをまだそなえて」
いて、「両目をつぶれば承諾、何度もまばたきをすれば不承
知、目を宙にあげれば何か頼み事があるということになっ
て」いて、息子の意志に反し、公証人を呼び、遺言状を書か
せることができるのであった。「　」内は新庄嘉幸訳『モン
テ・クリスト伯、3』（講談社文庫、1984年、P.262 - 291）か
らの引用である。

　事実、瞬目によるモールス信号で複雑な伝達を行い得た例
の報告がある。筆者の経験した船員の例では、瞬目による
モールス信号で簡単な意思伝達は可能であった。

　この閉じ込め症候群の項は拙著（文献3）より多くを引用
した。

〈参考文献〉

Plum, F.and Posner,J.B. ： Diagnosis of Stupor and
Coma,Ed.1. ,F.A.Davis, Philadeldhia,1966.

Plum F,Posner JB：Diagnosis of stupor and coma.2nd
ed,FA Davis,Philadeldhia,1976,P24,P126.

『脳神経シンドローム50』郭隆璨著、にゅーろん社、1993年
より、P.82 - 84「Locked - in症候群（閉じ込め症候群）」

5．尊厳死

尊厳死とは何か

　尊厳死（Death with dignity）とは、①終末期の延命治療を打ち切り、②人間としての尊厳を保って死を迎えることで、③その決定は患者本人、または家人が行うものである。

　終末期にもいろいろあるが、がん末期で治療が望めない状態で身体的苦痛を伴うものや、原疾患は種々であるが意識が低下して植物状態となったものなどである。このような終末期においても医療技術の進歩により、補液や栄養補給などを行えば延命治療は通常可能である。しかし終末期医療の治療は、従来は患者の希望に無関係に延命を行うことであった。その後、がんによる身体的苦痛に加えて、余命いくばくもない不安と絶望に耐えて生き続けることが人間の尊厳を保つということに疑問の声が起こった。

　また、植物状態で鼻腔栄養を行って何年も生き続けている姿は、患者自身が判断できなくても、家人が望まないこともしばしばある。こうした終末期医療の延命治療は人間の尊厳をおとしめるものであるとする意見が起こって、数十年が経過した。

　そこで、こうした終末期において、発病以前より文書で延命治療を望まないとリビングウィルで示していた人や、家人にそう伝えていた人が、そういう状況となって延命治療を打ち切ることで、人間の尊厳を守って死を迎えることが、法的にも倫理的にも許されるのか、今、世界は苦悩している。

　延命治療の打ち切りにもいろいろある。その主たるものは、①安楽死、②自然死、③自死などである。なお、尊厳死は諸外国の多くは安楽死と同義語として使われている。ここでは安楽死を含む人間の尊厳を保った延命治療の打ち切りの意味で広く解釈した。

６．安楽死

（1）安楽死とは何か

　安楽死（euthanasia,mercy killing）とは不治の傷病者の肉体的苦痛を除くために安楽に死なせることである。安楽死は通常、以下の3種類に分類される。

　ⅰ）消極的安楽死

　人工呼吸器や薬物投与などの治療行為を中止することにより患者を死に至らしめること。

　ⅱ）間接的安楽死

　苦痛の緩和を目的とする治療の結果、死期が早まり死に至る安楽死。

　ⅲ）積極的安楽死

　致死薬を投与することによって死をもたらす積極的安楽死。これは直接生命を絶つため、最も問題視されている。

　いずれにせよ、安楽死の要件は、

①患者が不治の傷病により死期が近いこと

②そのため肉体的苦痛が激しいこと

③患者が安楽死を希望する明確な意思表示をしていること

④医師が苦痛を伴わない方法で行うこと

などである。

これらの要件に欠けるとされるのは、①不治の傷病に対する精神的苦痛、②非医師による行為、③患者本人の明示した意思がなく家族が希望した場合、などである。

しかし、こうしたことでも国民の意見も法律家の意見も分かれていて結論は出ていない。少なくとも日本では、2014年10月末現在、積極的安楽死は認められておらず、いずれの裁判でも有罪の判決を受けている。消極的安楽死や間接的安楽死は上に述べた要件を満たした場合は認められるが、要件を満たしていない場合は嘱託殺人罪に相当する。

なお、上記安楽死を認める要件は、1962年（昭和37年）の名古屋安楽死事件に対する名古屋高裁および1995年（平成7年）の東海大学安楽死事件に対する横浜地裁の判決で、ほぼ同じように述べられているものである。

（2）名古屋安楽死事件

この事件は被告である長男が父親を毒殺したとして裁判となったものである。父親は昭和31年10月頃、脳卒中で倒れ、病床にあったが、昭和34年10月頃から完全に寝たきりの状態となり、食事、排泄など全て家人の介助でなされるようになった。昭和36年7月頃から食欲もなくなり衰弱していった。その頃から上下肢を少しでも動かすと激痛を訴えるようになった。同年8月20日頃、主治医は家人に余命は7〜10日

と告げた。この頃までに患者はあまりの激痛などにより、「早く死にたい、殺してくれ」と大声で口走るようになっていた。長男はこうした状態を毎日見ていて、耐えがたくなり、父親を苦痛から救うのが孝行と考えるに至った。そして同年8月27日牛乳ビンに有機溶剤を混入させ、それを知らない母親がそれを飲ませ、死亡させたのである。名古屋高等裁判所は昭和37年12月22日に判決を下した。この判決で安楽死の要件（違法性の阻止事由）として次の6条件を挙げた。

①不治の病に侵され、死期が目前に迫っていること

②苦痛が見るに忍びない程度に甚だしいこと

③もっぱら死苦の緩和の目的でなされたこと

④病者の意識がなお明瞭であって意思を表明できる場合には、本人の真摯な嘱託または承諾のあること

⑤原則として医師の手によるべきだが、医師により得ないと首肯するに足る特別の事情の認められること

⑥方法が倫理的にも妥当なものであること

　判決は長男に懲役1年、執行猶予3年の有罪であった。

《1950年から1992年1月までの安楽死の判決》

　上に述べた名古屋高裁の判決を含めた過去の判決を図表18に示す。

図表18　過去の安楽死に関する判例

裁判所	判決時期	被害者	判決	方法	病気
東京地裁	1950年 4月	母	懲役1年 執行猶予2年	毒殺	中風
名古屋高裁	1962年12月	父	懲役1年 執行猶予3年	毒殺	脳溢血
鹿児島地裁	1975年10月	妻	懲役1年 執行猶予2年	絞殺	肺結核
神戸地裁	1975年10月	母	懲役3年 執行猶予4年	絞殺	脳内出血
大阪地裁	1977年11月	妻	懲役1年 執行猶予2年	刺殺	胃癌
高知地裁	1990年 9月	妻	懲役3年 執行猶予1年	絞殺	軟骨肉しゅ
宇都宮地裁	1992年 1月	内縁の妻	禁固1年 執行猶予2年	絞殺	子宮癌

前田信雄：医療イミダス，集英社，1993. 933-939ページより引用

（3）東海大学安楽死事件

　この事件は、多発性骨髄腫（がんの一種）で東海大学病院に入院していた患者に対して、患者の妻と長男が主治医に要望して安楽死を行った刑事事件である。

　患者は日頃、尿道カテーテルや点滴を嫌がっていたが、次第に衰弱し、昏睡状態に陥った。1991年（平成3年）4月13日、妻と長男は主治医（病院助手医師）に治療の中止を強く要望した。主治医は尿道カテーテルを外し、吸痰を中止した。長男はそれを見ていて、さらに言った。

「いびきを聞くのがつらい。楽にしてやってください」

　主治医は鎮痛剤と向精神薬を通常の2倍投与した。しかし、患者の苦しそうな状態は続いた。長男は「今日中に家に連れて帰りたい」と要望した。医師はそこで殺意を持って塩酸ベラパミル製剤を通常の2倍量を注射した。しかし脈拍などは変化が見られず、主治医は塩化カリウム製剤を20ミリリットル静注した。患者はその後、急性高カリウム血症により心停止して死亡した。

　このことは翌5月に発覚した。主治医は殺人罪で起訴された。これは患者自身の死を望む意思表示がなかったことにより、刑法202条嘱託殺人でなく、第199条の殺人罪に問われたのである。平成7年3月28日、横浜地裁は判決を下した。被告人は懲役2年、執行猶予2年の有罪判決であった。これは後に確定している。

　この判決において、医師による積極的安楽死の許容要件を次の4つとした。
①患者は耐えがたい激しい肉体的苦痛に苦しんでいること
②患者は死が避けられず、その死期が迫っていること
③患者の肉体的苦痛を除去・緩和するために方法を尽くし、
　ほかに代替手段がないこと
④生命の短縮を承諾する患者の明示の意思表示があること
　これは名古屋高裁の6要件のうち2要件、すなわち「もっぱら患者の死苦の緩和を目的でなされていること」および「その方法が倫理的に妥当なものとして認容し得ること」については、末期医療において医師によってなされることであ

るので、目的も方法もそれなりのふさわしい方法で選ばれる
であろうから、要件の必要はないとした。この判決は、この
ように限定的ながら積極的安楽死を許容するもので意義があ
るが、必ずしも積極的安楽死を法的に認めたものではない。

（4）富山県射水市民病院安楽死事件

　その後も積極的に安楽死事件は日本でもあちこちでひそか
に行われていると思われるが、家族や医師（病院）が公開し
ないため、表沙汰にはなっていなかった。

　しかし、2006年に起きた富山県射水市民病院事件が、マ
スコミに報道され、社会的に問題となった。

　このように日本では積極的安楽死は殺人ないし殺人幇助の
罪となる刑事犯罪であり、法的に許されていない。

　消極的安楽死は「安楽死は犯罪」のイメージが強いため、
尊厳死と呼ばれる場合が多い。しかし、これも法的に認めら
れたものではない。こうした状況で、日本でも積極的安楽死
を法的に容認すべきであるとする主張がなされている。その
理由は次の通りである。

①不治の病であって、死期が近い場合の治療の継続を希望し
　ないか、延命治療を拒否する権利は、患者の自己決定権で
　尊重されるべきである。

②キリスト教文化圏の国では積極的安楽死を法的に容認して
　いる。裁判でも積極的安楽死を容認する判例が出ている。

③生命の継続・延命を強要し、心身の耐えがたい苦痛を継続
　させることは虐待や拷問であり、許されない。

④このような状況での延命治療は有害無益であり、医療費の
　公費負担は回復する可能性のある医療に限定すべきである。

《積極的安楽死を法的に認めている国》

　スイス（1942年）、アメリカ・オレゴン州（1994年、尊厳
死法、そのほか4州）、オランダ（2002年、安楽死法実施）、
ベルギー（2002年、安楽死法可決）、ルクセンブルク（2009
年、安楽死法合法化）、アメリカ・ワシントン州（2009年）。

《尊厳死を法的に認めているが、積極的安楽死を認めていな
い国》

　イギリス、フランスなど（ただし末期患者の延命治療の停
止は認めている）。

　以上のように積極的安楽死を認めている国はいまだ少数で
あるが、次第に増加の傾向にある。日本では積極的安楽死は
もちろん、尊厳死（消極的安楽死）も法的には認めていない。
しかし、臨床の現場では、尊厳死の実態は少なくないと思わ
れる。情報がマスコミに洩れて問題となった富山県や北海道
の例では、人工呼吸器を取り外した医師が殺人容疑で書類送
検された。いずれも不起訴になったが、尊厳死を行う医師に
とっては抑制的な効果はあったと思われる。

そのような状況で、いわゆる「尊厳死法」が2012年の秋、衆議院超党派のグループにより準備され、法案提出がなされようとした。ところが、衆議院が解散され、総選挙、政権交代という政治情勢の中で、この法案は凍結され、今日に至っている。この法案の骨子は「15歳以上の患者が延命措置を望まないとの意思を書面で残していれば、それに従った医師は法的責任も行政上の責任も問われない」とするものであった。尊厳死や積極的安楽死を法的に容認することへの反対論は根深く、賛成論と激しく対峙している。反対論の論点は、

①患者が不治の傷病者であることが確実なのか証明不十分である。存命中に治療法が発見、発展する可能性もある。

②死期が近いというが、それはどの程度の期間をいうのか。末期がんで余命6カ月以内といわれた患者が3年以上生存している例も少なくない。

③傷病による身体的精神的苦痛が激しいというが、痛みや悩みは個人差もあり、苦痛緩和薬もかなり発達していて、それを和らげることは可能な場合も多い。

④患者で安楽死や尊厳死を希望すると書面で明示していない場合は、家族（親、子、兄弟、配偶者など）の意見と患者の日頃の言動を根拠にしてよいのか。

⑤キリスト教やイスラム教文化圏では、これらの宗教により、自殺は神の意志に反逆する傲慢な行為とされ、自殺に準じる安楽死や尊厳死を容認しない傾向があった。しかし、現代においては自己決定による死の選択を容認する意見も

あって、積極的安楽死さえも容認する国が増えてきた。

⑥安楽死や尊厳死の要件を満たしていたとしても、それを判定する医師が恣意的に行うことは許されない。どのような医師で、2人以上の医師でどのように判定するか、明文化しなければならない。

⑦積極的安楽死や尊厳死を法的にいったん容認すれば、先に述べた要件を拡大解釈したり、緩和したりして歯止めがきかなくなる恐れがある。実際、障害者のみならず、民族の血を重んじるユダヤ人や浮浪者などを安楽死の対象として実行したドイツナチスの例がある（T4作戦）。また、日本でも一部の人が障害者や老人や劣等遺伝子の持つ出生を減少させる方法として安楽死を唱えた人もいる。

このように安楽死や尊厳死を法的に容認する意見には、社会的、文化的背景が複雑にからみあって判断することは難しい。

いずれにせよ厳密な要件とその保障があって初めて、安楽死、尊厳死の法的容認がなされるべきであろう。

（5）安楽死・尊厳死を希望する者

先に述べた要件では患者本人が希望し、これを明示した文書を残しておく必要がある。それでは字が書けない人や15歳未満で判断ができない人の場合はどうなのか。現在この件では日本では問題になっていないが、考えておこう。

決定権が患者本人の自発的意思によらない場合、①親、②子、③兄弟、④配偶者、⑤そのほかの親族、⑥医師などが考

えられる。こうした人たちの決定権の優先順位も考えておか
なければならない。

　実際、2014年6月24日、フランスで6年間植物状態にあっ
た38歳の男性患者に対して、医師の判断に沿って生命維持
装置を外し、死なせてよいとフランス国務院（行政最高裁）
が判断を示した。ところが、医師の判断に反対する両親の訴
えを受け、欧州人権裁判所は同日、書面の延命措置を明示、
尊厳死をめぐる国民的議論となった。2013年春にも、妻の
同意を得て水分や栄養投与を停止し、尊厳死させる決定を医
師団が行ったことに対して、患者の両親は延命を求めて地元
の行政裁判所に控訴した。この訴えは認められて治療は継続
されたのである。

　このように、尊厳死を認めているフランスでも相反する家
族の主張によって尊厳死は行われない場合もある。死を選択
する自己決定権を認める立場と、カトリックを中心とする自
殺または安楽死は神への大罪として反対する立場は、今もせ
めぎ合って結論は出ていない。

　2002年に安楽死を合法化したベルギーでは、安楽死の件
数や適法性を管理する連邦管理評価委員会によると、2013
年のベルギーでの安楽死件数は1,813件で、これは前年比27
パーセント増である。また、18歳未満の子供にも安楽死を
認める法案が2013年12月に上院で、2014年3月に下院で可
決され、国王の署名で発動することとなった。

（6）生命の管理について

　このように終末期や不治の傷病者で苦痛に苛まれる患者の生命の安楽死や自殺の決定権は、誰が有しているのであろうか。カトリックを中心とするキリスト教圏では一般に宗教（神）がその決定権を有していると考えている。ナチス・ドイツではナチスの国家が決定権を有していると考えていた。しかし、人間の尊厳や権利を尊ぶ人々は個々の人にその決定権があると主張する。私もこの立場である。観念の生んだ神や国法が個人の人権を自由にほしいままにする権利はない。それこそが個々の人間の決定に委ねるべきものである。

附記　森鷗外の『高瀬舟』

　安楽死を扱った文芸作品も多い。その中で私にとって最も印象深く記憶に残っているのは、森鷗外の『高瀬舟』（新潮文庫）である。書物という書物を読みあさっていた中学生時代に私は、『高瀬舟』を読んだ。その後、折にふれて思い返した。私の知る限り、この作品が安楽死をまともに扱った最も古い作品ではないかと思う。『高瀬舟』の安楽死事件とは次のようなものである。

　弟殺しの罪人、喜助（30歳頃）が高瀬舟で島流しのため大阪へ送られる途中、役人（同心）に物語る身の上話である。喜助は弟とふたり暮らしであった。親はふたりが幼い時にはやりの病で亡くなり、貧苦の中で助け合って生きてきた。江

戸時代後期の寛政の頃の京都での話である。この兄弟はその日暮らしの生活で、借金をしながら、働いて得る金は左から右へと出ていって残ることはなかった。

　事件の起きる前年の秋に、ふたりは西陣の織物の職を得て下働きとして働いていた。しかしその日暮らしは相変わらずであった。ところが弟が病にかかり、働くことができなくなった。弟は兄に1人で稼がせてすまない、すまないと言っていた。ある日、いつものように帰ると弟は布団の上で突っ伏していた。周囲は血だらけであった。

　以下は鷗外の文章の引用である。

──「（略）『どうしたどうした』と申しました。すると弟は真蒼な顔の、両方の頰から腮へ掛けて血に染ったのを挙げて、わたくしを見ましたが、物を言うことが出来ませぬ。息をいたす度に、創口でひゅうひゅうと云う音がいたすだけでございます。わたくしにはどうも様子がわかりませんので、『どうしたのだい、血を吐いたのかい』と言って、傍へ寄ろうといたすと、弟は右の手を床に衝いて、少し体を起しました。左の手はしっかり腮の下の所を押えていますが、その指の間から黒血の固まりがはみ出しています。弟は目でわたくしの傍へ寄るのを留めるようにして口を利きました。ようよう物が言えるようになったのでございます。『済まない。どうぞ堪忍してくれ。どうせなおりそうにもない病気だから、早く死んで少しでも兄きに楽がさせたいと思ったのだ。笛を切ったら、すぐ死ねるだろうと思ったが息がそこから漏れるだけ

186

で死ねない。深く深くと思って、力一ぱい押し込むと、横へ
すべってしまった。刃は毀れはしなかったようだ。これを旨
く抜いてくれたら己は死ねるだろうと思っている。物を言う
のがせつなくって可けない。どうぞ手を借して抜いてくれ』
と云うのでございます。弟が左の手を弛めるとそこから又息
が漏ります。わたくしはなんと云おうにも、声が出ませんの
で、黙って弟の喉の創を覗いて見ますと、なんでも右の手に
剃刀を持って、横に笛を切ったが、それでは死に切れなかっ
たので、そのまま剃刀を、刳るように深く突っ込んだものと
見えます。柄がやっと二寸ばかり創口から出ています。わた
くしはそれだけの事を見て、どうしようと云う思案も附かず
に、弟の顔を見ました。弟はじっとわたくしを見詰めていま
す。わたくしはやっとの事で、『待っていてくれ、お医者を
呼んで来るから』と申しました。弟は怨めしそうな目附をい
たしましたが、又左の手で喉をしっかり押えて、『医者がな
んになる、ああ苦しい、早く抜いてくれ、頼む』と云うので
ございます。わたくしは途方に暮れたような心持になって、
只弟の顔ばかり見ております。こんな時は、不思議なもので、
目が物を言います。弟の目は『早くしろ、早くしろ』と云っ
て、さも怨めしそうにわたくしを見ています。わたくしの頭
の中では、なんだかこう車の輪のような物がぐるぐる廻って
いるようでございましたが、弟の目は恐ろしい催促を罷めま
せん。それにその目の怨めしそうなのが段々険しくなって来
て、とうとう敵の顔をでも睨むような、憎々しい目になって

しまいます。それを見ていて、わたくしはとうとう、これは弟の言った通にして遣らなくてはならないと思いました。わたくしは『しかたがない、抜いて遣るぞ』と申しました。すると弟の目の色がからりと変って、晴やかに、さも嬉しそうになりました。わたくしはなんでも一と思にしなくてはと思って膝を撞くようにして体を前へ乗り出しました。弟は衝いていた右の手を放して、今まで喉を押えていた手の肘を床に衝いて、横になりました。わたくしは剃刀の柄をしっかり握って、ずっと引きました。この時わたくしの内から締めて置いた表口の戸をあけて、近所の婆あさんが這入って来ました。留守の間、弟に薬を飲ませたり何かしてくれるように、わたくしの頼んで置いた婆あさんなのでございます。もうだいぶ内のなかが暗くなっていましたから、わたくしには婆あさんがどれだけの事を見たのだかわかりませんでしたが、婆あさんはあっと云ったきり、表口をあけ放しにして置いて駆け出してしまいました。わたくしは剃刀を抜く時、手早く抜こう、真直に抜こうと云うだけの用心はいたしましたが、どうも抜いた時の手応は、今まで切れていなかった所を切ったように思われました。刃が外の方へ向いていましたから、外の方が切れたのでございましょう。わたくしは剃刀を握ったまま、婆あさんの這入って来て又駆け出して行ったのを、ぼんやりして見ておりました。婆あさんが行ってしまってから、気が附いて弟を見ますと、弟はもう息が切れておりました。創口からは大そうな血が出ておりました。それから年寄衆が

お出になって、役場へ連れて行かれますまで、わたくしは剃刀を傍に置いて、目を半分あいたまま死んでいる弟の顔を見詰めていたのでございます」―――

　このようにして喜助は弟殺しとして遠島を申し渡され、高瀬舟に乗せられて大阪へ向かった。

　この『高瀬舟』は鷗外の短編時代小説の傑作といわれているが、この物語は鷗外の空想や思い付きで書かれたものではない。この小説の末尾の『高瀬舟縁起』によると、池辺義象の校訂による活字本『翁草』に出ている話である。この話を読んで鷗外は財産と欲望の問題と、死にかかっていて死なれずに苦しんでいる人を死なせてやるという安楽死の問題に関心を持って、この小説を書いたという。当時は安楽死や尊厳死という言葉は日本語にはなかった。鷗外はユウタナシー（フランス語で安楽死という意）という言葉を用いていた。鷗外は後に軍医総監ともなった医師であり、小説家でもあったので、安楽死の問題に深い思いがあったものと思われる。後にいろいろな人が安楽死を小説や漫画で扱っているが、『高瀬舟』は日本文芸史に残る名作である。

追補

《安楽死宣言を行っていたアメリカ人女性が安楽死自殺》

　この安楽死に関する章を書き綴っている最中、アメリカ人の29歳の若い女性が安楽死を選択して、医師の処方した薬

を服薬して死んだ、と報道され世界に衝撃が走った。AP通信によると、女性はブリタニー・メイナードさんといい、2014年1月脳腫瘍と診断された。4月には余命半年と宣告された。居住していたカリフォルニア州では尊厳死（安楽死）を認めていないため、それを認めているオレゴン州に夫や両親とともに転居した。メイナードさんは、アメリカのメディアに対し、治療による副作用に苦しむことなどを理由に、尊厳死を選択する意向を明らかにし、11月1日に薬を服用すると宣言していた。AP通信によると、死の直前に家族や友人に宛てたメッセージには「私は今日、尊厳死を選びます。この世界は美しい場所です。旅は私にとって偉大な教師でした。さようなら、世界」などと書き込んだ。体調が悪化する中、10月末には家族とグランドキャニオン観光を楽しんだという。

　尊厳死の受け入れを訴えるアメリカの団体は、メイナードさんは自宅寝室で死亡したと明らかにし、「彼女の願い通り、愛する人に抱えられながら、安らかに亡くなった」との声明を出した。アメリカでは宗教勢力などが尊厳死に反対しており、AP通信によると、ある宗教系団体幹部は、「ほかの末期患者が尊厳死を検討することを懸念している」と語った。

　同通信によると、オレゴン州では医師が処方した薬を患者自らが服用する尊厳死が認められており、2013年末時点で750人以上が尊厳死を選択した。医師による薬の投与は禁止されている。アメリカで尊厳死を認められているのはオレゴンのほか、バーモント、ニューメキシコ、モンタナ、ワシン

トンの4州である。なお、日本では同様のことが行われたら、医師が殺人や自殺幇助などの罪に問われる可能性が高いことは先に述べた通りである。このメイナードさんの尊厳死の内容は、ほとんどが2014年11月4日の読売新聞からの引用である。

あとがき

　この数年来、現代医学の光と影について考え、資料を集めて特に影の部分について綴ってきた。しかし、医学の進歩と社会の変化は急速に進んでいる。そのため2、3年前に書いた部分の一部はさらに新しく書き加えたり、訂正したりする必要が生じた。そこで、一部は章ごとに追補として加筆することとなった。

　また、新たな光と影が次々と生じて、それに対応していると、さらに数カ月から数年の時間を要する事態となった。しかし、それをしていると、この書物の完成は永遠に訪れなくなる。そこで2018年7月に友愛温泉病院を退職することにした時点で、一応の区切りをつけることとした。ぜひ書き加えなければと思っていたいろいろな影の問題については稿を改めて書くことにするが、それが叶わなければ、誰かほかの人にしていただくことを希望している。書くべき新たな影の一端を以下に示しておく。

1．群馬大学病院の手術死問題

　肝臓がんなどで腹腔鏡手術を受けた患者が相次いで死亡した事件である。2014年11月から始まったこの手術は、社会問題となってからも続けられ、2016年9月には新聞でも大きく取り上げられた。腹腔鏡の進歩（光）とそれにまつわる影

の部分である。

２．大阪、泉南地区のアスベスト（石綿）訴訟事件

　最高裁は国の責任を認め、国は和解に応じた。2014年10月のことである。石綿の断熱材としての利用価値とそれによる石綿肺、肺がん、中皮腫などの問題である。

３．無痛分娩のための麻酔事故死問題

　2016年6月に死亡した患者が受診したクリニックでは、同様の麻酔死が3例相次いだ。その頃日本各地で同様の事故が報告された。無痛分娩という光の部分と、それを実施するための麻酔による事故死という影が重なっている。医師とその力量、事故発生時の救急体制が問題となる。さらに無痛分娩を承認する医療の制度が問われるだろう。

４．風疹流行問題

　2018年になって東京を中心とする首都圏で風疹が流行した。例年の数倍以上の感染者が出た。その大半は、40〜50代の男性であったが、女性にも感染者が出た。その中で妊娠中の女性も感染して、その女性たちから生まれた子供30人余りが風疹症候群を発症した。目、耳、心臓などに障害を生じる風疹症候群は、妊娠中の女性の恐怖となった。

　アメリカなどの国は、妊娠の可能性のある女性の日本への渡航を避けるよう呼びかけられた。日本の30〜50代の男性

の多くは風疹に罹患したこともなく、風疹ワクチン予防接種を2回受けたことがないために生じた、時ならぬ流行であった。この問題は重大な感染症の予防ワクチン接種の制度的問題である。

5．オプジーボ問題

　2018年のノーベル生理学・医学賞が免疫抑制の働きを持つ分子である「PD‐I」を発見した本庶 佑 氏ら2人に贈られた。薬でこの分子の働きを抑え、人間が本来持っている免疫力を回復させる「がん免疫療法」の道を開いた功績が評価されたのである。

　このがん免疫療法は、これまでのがん治療の外科手術、放射線療法、抗がん剤を用いたがん化学療法に次ぐ第4のがん治療法として期待されて実用化され始めた。がん免疫療法剤として使われる薬が2014年9月から発売されたオプジーボ（小野薬品）である。当時、皮膚がんなど7種のがんにも拡大された。製造元の小野薬品によると、2018年10月にはオプジーボの使用は日本国内で2万5,000人以上となった。日本以外でも60カ国以上が承認し、世界で50種類以上のがんの臨床治験が行われているという。このように、オプジーボは日本のみならず、世界のがん患者に希望と期待の光をもたらした。

　アメリカチームが2017年春に発表した報告では、従来の治療法では長期生存が期待できないがん患者の5年生存率が

16パーセント以上とされた。問題はオプジーボが高価なことである。小野薬品はオプジーボ発売以来2年余りで売上が1,000億円を超え、その金額は年々増大している。日本では、体重60キログラムの肺がん患者が1年間オプジーボを使った場合、その金額は3,500万円に上ると問題になった。その後、薬価引き下げが行われ、2018年11月からは当初の約1/3以下の、1年間の使用で1,090万円になるという。しかし、オプジーボが保険適応されるがんの種類とがん患者は、今後も年々増大すると思われる。薬価の引き下げが行われても年間医療費の増大は1兆円を超え続けるであろう。

　がん患者の中には自己負担に耐えられず治療を諦める者も出るだろう。また総医療費の増大はこれまで以上になり、保険制度が皆崩壊する可能性もある。医療格差は避けられなくなる可能性がある。これはオプジーボの影の部分である。医療制度そのものの危機と崩壊は、人間社会にどのような影響をもたらすのであろう。

　以上、現在直面する現代医学の影の一端について触れたが、このほかにも「臍帯血問題」、「デング熱流行問題」などが次々と起こっている。今後の著作やほかの著者の努力に期待したいと思う。

（2018年10月29日　しぐれる小雨の寒い富山で）

　末筆ながら、通常の人では読み解けない私の乱筆乱文を読

み解き、ワードに打ち続けてくださった中島有紀子様に心か
ら感謝申し上げます。

　（2019年3月26日　寒気が北方に戻り寒さが緩んだ日。

　　2019年4月30日　晴　平年なみの気温に。平成最後の日。
最終編集を終えて）

著者プロフィール

郭 隆璨（かく りゅんちゃん）

1935年　東京に生まれる
1962年　東北大学医学部卒業
1967年　東北大学大学院修了
1969年　東北大学脳神経外科講師
1978年　金沢医科大学脳神経外科助教授
1992年　金沢医科大学脳神経外科客員教授
　　　　この間　東北大学医学部脳神経外科非常勤講師
　　　　富山医科薬科大学脳神経外科非常勤講師などを兼務
1992年　友愛温泉病院副院長
2001年　八尾総合病院副院長
2003年　富山老人保健施設施設長
2009年　友愛温泉病院勤務（2018年退職）
日本脳神経外科学会評議員
日本定位・神経外科学会名誉会員など
専　攻：脳神経外科学、老人医学

著書・論文

『脳神経シンドローム50』（単著）にゅーろん社（1993年）
『視て学ぶ脳神経外科学』（編著）診断と治療社（1990年）
『最新脳神経外科学』（編著）理工学社（1988年）
『万象万感』（単著）早稲田出版（2010年）
『続・万象万感』（単著）早稲田出版（2012年）
『認知症の森』（単著）早稲田出版（2015年）など多数

現代医学の影

2020年4月15日　初版第1刷発行

著　者　郭　隆璨
発行者　瓜谷　綱延
発行所　株式会社文芸社
　　　　〒160-0022　東京都新宿区新宿1−10−1
　　　　　　　　　　電話　03-5369-3060　（代表）
　　　　　　　　　　　　　03-5369-2299　（販売）

印刷所　株式会社フクイン

ISBN978-4-286-21546-4